Gisa Bührer-Lucke

Wechseljahre

Gisa Bührer-Lucke

Wechseljahre

Positiv und entspannt in eine neue Lebensphase

humboldt

Bibliografische Information der Deutschen Nationalbibliothek
Die Deutsche Nationalbibliothek verzeichnet diese Publikation in der Deutschen Nationalbibliografie; detaillierte bibliografische Daten sind im Internet über http://dnb.ddb.de abrufbar.

ISBN 978-3-89994-162-3

Die Autorin: Gisa Bührer-Lucke war zehn Jahre als Ressortleiterin Medizin bei einer großen Frauenzeitschrift tätig und hat sich als freie Redakteurin und Autorin mit dem Schwerpunkt Medizin einen Namen gemacht.

Bisher ist dieser Titel bei humboldt erschienen:
Gesund ernähren – Krebs vorbeugen, ISBN 978-3-89994-175-3

Ein Imprint der Schlüterschen Verlagsgesellschaft mbh & Co. KG,
Hans-Böckler-Allee 7, 30173 Hannover
www.schluetersche.de
www.humboldt.de

Lektorat:	Dagmar Fernholz, Köln
Covergestaltung:	DSP Zeitgeist GmbH, Ettlingen
Innengestaltung:	akuSatz Andrea Kunkel, Stuttgart
Titelfoto:	Getty
Satz:	PER Medien+Marketing GmbH, Braunschweig
Druck:	Artpress Druckerei GmbH, A-6600 Höfen

Inhalt

Vorwort

„Alt werden ist nichts für Feiglinge“ sagte die legendäre Kinodiva Mae West (1893–1980). Wie Recht sie hatte. Denn es gibt leider keinen Zweifel, dass das Älterwerden mit dem einen oder anderen Zipperlein einhergeht. Und die Wechseljahre, um die es in diesem Buch geht, sind nun einmal die Eintrittspforte in das letzte Drittel des Lebens. Dennoch gibt es für Panik keinen Anlass. Im Gegenteil. Zwar ist das Klimakterium auch heute noch mit Mythen und Ängsten beladen, die vor allem von den Ärzten und der Pharmaindustrie geschürt werden. Sie sollten sich davon jedoch nicht beeindrucken lassen. Die Wechseljahre bedeuten Wandel und Veränderung. Der Hormonhaushalt stellt sich um, die Menstruation bleibt aus, die Gebärfähigkeit geht zu Ende. Eine so einschneidende hormonelle Umwandlung im Körper läuft häufig nicht ohne Blessuren ab: Hitzewallungen, Menstruationsbeschwerden, depressive Verstimmungen. Machen Sie sich jedoch klar, dass diese Beeinträchtigungen nicht von Dauer sind.

Je offener und ungezwungener Sie sich dem Thema Klimakterium nähern, desto leichter fällt es Ihnen, mit auftretenden Problemen fertig zu werden. Selbst wenn Ihnen Beschwerden das Leben schwer zu machen drohen, ob nun physischer oder emotionaler Natur, sollten Sie nicht verzweifeln. Es gibt eine ganze Palette an Möglichkeiten, diese

Unpässlichkeiten in den Griff zu bekommen. Dieses Buch wird Ihnen als praktischer Leitfaden dienen.

Sie werden erfahren, welche tragende Rolle die Ernährung spielt, wie wichtig sportliche Betätigung für Ihr Wohlbefinden ist und warum Sie sich immer wieder Ruhephasen gönnen sollten. Auch das Für und Wider von künstlichen Hormonen wird angesprochen. Und nicht zuletzt geht es darum, dass Sie eine Frau sind und eine Frau bleiben, daran ändern die Wechseljahre nicht das Geringste. Schluss mit der Mär vom Ende der Sexualität der klimakterischen Frau. Die Hormone haben damit absolut nichts zu tun. Sexuelle Wünsche und Sehnsüchte sind keine Frage des Alters – oder des Geschlechts.

Die Menopause bedeutet nicht das Ende der Welt, sondern ist im Gegenteil der Beginn einer neuen Ära, die gekennzeichnet ist von einer ganz neuen Freiheit, die Sie aus vollem Herzen genießen sollten. Die monatlichen Blutungen bleiben aus, Sie müssen sich um Verhütung oder Schwangerschaft keine Gedanken mehr machen. Die Kindererziehung ist geschafft, endlich haben Sie Zeit für sich. Nutzen Sie diese Zeit!

1 Wechseljahre – Die umgekehrte Pubertät

Erinnern Sie sich noch an Ihre Pubertät? Oder an die Ihrer Kinder? An diese ständig wechselnden Launen des Töchterchens, an die patzigen Antworten vom Sohnemann, was tagein, tagaus zu Spannungen in der gesamten Familie führte? Ein falsches Wort zur falschen Zeit und schon hing der Familiensegen wieder schief. „Ihr versteht mich einfach nicht!" ist vermutlich der Satz, den die Halbwüchsigen ihren Eltern am häufigsten entgegenschleuderten. Geduld, Toleranz und Langmut der erwachsenen Familienmitglieder wurden auf eine harte Probe gestellt. Doch jeder tröstete sich mit dem Gedanken, dass diese Phase irgendwann einmal vorbei sein wird, sobald sich der Hormonspiegel aufgebaut und eingependelt hat.

Damit sind wir mitten im Thema: bei den Wechseljahren oder dem Klimakterium. Denn es geht auch bei den Wechseljahren um eine Veränderung des Hormonhaushaltes, allerdings in anderer Reihenfolge als in der Pubertät. Während bei den Heranwachsenden der Hormonhaushalt aufgebaut wird, damit Männer zeugungsfähig werden und Frauen Kinder gebären können, so verläuft die Entwicklung während der Wechseljahre genau entgegengesetzt. Die Eierstöcke reduzieren langsam ihre Hormonproduktion, die Fortpflanzungsfähigkeit geht zurück, bis sie schließlich endet.

Natürlich geschieht dieser Vorgang nicht über Nacht. Durchschnittlich beginnen die Wechseljahre um das 42. Lebensjahr herum, manche Frauen bemerken sogar schon Ende 30 erste Veränderungen, wenn die monatliche Periode unregelmäßig wird. Wieder andere Frauen kommen erst mit Ende 40 in die Wechseljahre. Insgesamt erstreckt sich der gesamte Zeitraum auf rund zehn Jahre. Was sich genau in Ihrem Körper abspielt und welche einzelnen Phasen er wann durchläuft, erfahren Sie im nächsten Kapitel.

Obwohl das Klimakterium einen ganz normalen physiologischen Prozess darstellt, den jedes weibliche Wesen auf dieser Welt durchläuft, beschleicht doch immer noch so manche Frau ein leises Unbehagen oder gar Angst, wenn es um dieses Thema geht.
Da kommt zum einen die Furcht auf, keine richtige Frau mehr zu sein, weil die Gebärfähigkeit abnimmt und schließlich ganz eingestellt wird. Zum anderen entsteht die Angst, jetzt zum alten Eisen zu gehören, nicht mehr attraktiv und weiblich genug zu sein. Und häufig schwingt auch die leise Furcht mit, den Ehemann an eine jüngere Frau zu verlieren. Diese Sorgen, die für manche Frau die Wechseljahre kennzeichnet, hat sehr viel mit unserer heutigen Gesellschaft zu tun, die dem Jugendwahn huldigt und die alles, was über 30 ist, mit Argwohn, ja Ablehnung betrachtet. Die Werbung suggeriert uns permanent: jung = schön = erfolgreich. Auch die aktuelle Arbeitsmarktsituation spie-

gelt diese Einstellung wider, wo es für eine 45- oder gar 50-jährige arbeitslose Frau nahezu ein Ding der Unmöglichkeit ist, wieder einen Arbeitsplatz zu bekommen. Jung, schön, erfolgreich – dieser Dreisatz geistert beharrlich durch die Gesellschaft, initiiert von der Werbe- und Medienlandschaft, und er hat sich in den Köpfen festgesetzt. Leider unterstützen zusätzlich viele Ärzte und mit ihnen die Pharmaindustrie diese These, damit sich eine Frau in den Wechseljahren als überflüssiges Wesen, als Kranke fühlt, die man wegen ihrer Beschwerden behandeln muss. Selbst die geachtete Weltgesundheitsorganisation (WHO) hat dazu ihr Scherflein beigetragen, indem sie in einem Bericht von 1981 die Wechseljahre als eine „estrogen deficiency disease" darstellt. Übersetzt heißt das Östrogenmangelkrankheit. Und ein Mangel, das versteht sich von selbst, muss behoben werden. Hier spielt die Hormonersatztherapie ihre ganz große Rolle, über die Sie im Kapitel „Hormontherapie – ja oder nein?" mehr erfahren. Insofern wurden und werden die Wechseljahre immer noch medikalisiert und den Frauen wird suggeriert, sie seien ein Fall für den Arzt. Das ist blanker Unsinn. Das Klimakterium ist keine Krankheit. Genauso wenig, wie Sie Ihre Kinder als krankes Wesen während der Pubertät zum Arzt geschickt haben, genauso wenig dürfen Sie sich als Patientin sehen, der von medizinischer Seite geholfen werden muss. Es sei denn, und darauf kommen wir im Kapitel „Wenn Beschwerden auftreten" zu sprechen, es gibt wirklich schwer-

wiegende Gründe, die eine medizinische Behandlung gegebenenfalls notwendig machen.
Ansonsten sollte sich folgender Satz in Ihr Gedächtnis brennen: Die Wechseljahre sind keine Krankheit! Egal, was Ihr Arzt, der Arzt Ihrer Freundin oder der Apotheker oder die Pharmaindustrie oder Artikel in Frauenzeitschriften verbreiten: Vergessen Sie es! Sie sind nicht krank, sondern machen eine ganz normale Entwicklung durch. Am besten Sie beschriften mehrere Zettel mit dem Satz: Ich bin nicht krank. Die Wechseljahre sind keine Krankheit! Verteilen Sie die Zettel an Plätzen, die Sie täglich mehrmals aufsuchen, damit sie Ihnen immer wieder ins Auge fallen: An den Kühlschrank, auf den Badezimmerspiegel, auf Ihren Schreibtisch, in Ihr Schminktäschchen, auf Ihre Nachtkommode, an Ihren Lieblingsplatz, am Computer.

Die Wechseljahre sind keine Krankheit, sondern ein ganz normaler Vorgang wie die Pubertät. Nur in umgekehrter Reihenfolge.

Im Übrigen werden Sie die Wechseljahre weitaus besser verkraften. Als Jugendliche hatten Sie nämlich nicht die geringste Ahnung, was auf Sie zukommt. Wenn Sie Glück hatten, waren Sie zwar von Ihrer Mutter aufgeklärt worden. Trotzdem war das alles keine ausreichende Vorbereitung auf das, was Sie an hormoneller Achterbahnfahrt erwartete. Dennoch haben Sie diesen pubertären Wahnsinn, bei dem Sie manchmal selbst nicht wussten, wer Sie eigentlich waren und wohin die Reise ging, überstanden.

Die Wechseljahre hingegen können Sie wesentlich gelassener angehen. Schließlich haben Sie das Ganze schon einmal durchgemacht, und im Gegensatz zu damals wissen Sie heute, was das alles zu bedeuten hat, vor allem, dass dieses Hormondurcheinander irgendwann ein Ende findet. Was Sie an Lebenserfahrung gesammelt haben, kommt Ihnen jetzt zugute. Selbst Gefühlsschwankungen treffen Sie nicht mehr wie der berühmte Blitz aus dem manchmal gar nicht mehr so heiteren Himmel. Nein, Sie wissen ziemlich genau, was Sie erwartet und können dementsprechend darauf reagieren.

Und noch etwas: Falls Sie Kinder haben, wissen Sie nicht nur aus deren Pubertät, was Hormonschwankungen bedeuten. Sondern auch durch Ihre eigene Schwangerschaft und Geburt. Davor und danach – denken Sie an den Babyblues – trieben die Hormone gewaltig Schindluder mit Ihnen. Ihr Einfluss war so groß, dass Sie sich oft genug nicht mehr im Griff hatten. Sei es, dass Sie urplötzlich hemmungslos schluchzten, sei es, dass Sie den werdenden Vater bei minus zehn Grad um zwei Uhr morgens zum Bahnhof jagten, in der Hoffnung, einen Kiosk zu finden, damit er Ihnen die Zartbitterschokolade kaufen konnte, auf die Sie gerade Appetit hatten. Auch das haben Sie – und Ihre Umwelt – überstanden.

Wenn Sie das alles bedenken, müssten Sie eigentlich einräumen, dass Ihre Vorbereitung auf die Wechseljahre nahezu perfekt ist. Es gehört lediglich ein bisschen Mut dazu, sich dieser neuen Herausforderung zu stellen. Mut deshalb, weil es ein letztes Mal, nach Pubertät und Geburt, um eine Veränderung geht. Die Zeit der Gebärfähigkeit ist vorbei. Und das ist von der Natur sehr sinnvoll eingerichtet. Der Körper einer Frau soll nur so lange in der Lage sein, Kinder zu bekommen, solange sie genügend Zeit hat, ihren Nachwuchs großzuziehen. Bei einer Frau mit 55 oder 60 könnte das durchaus eng werden. Darum hat die Natur einen Riegel vorgeschoben.

Die Erkenntnis, dass die Jugend endgültig vorbei ist, kann vorübergehend zu Depressionen führen.

Bei Problemen während des Klimakteriums ist vielen Frauen manchmal gar nicht so bewusst, ob sie unter Beschwerden der Wechseljahre leiden oder ob es einfach andere Lebensumstände sind, die ihnen zu schaffen machen. Denn eines darf bei der Diskussion um das Klimakterium nicht vergessen werden: Just diese Phase fällt bei den meisten Frauen mit privaten Veränderungen zusammen, die ihr Leben tiefgreifend verändern. Dazu gehört zum Beispiel der Auszug der Kinder, der bei nicht gerade wenigen Frauen zum berühmten Leere-Nest-Syndrom führt. Die Eltern werden gebrechlich, sterben. Der Tod wird vielleicht zum ersten Mal ein Thema. Außerdem stellen Sie fest, dass sich Ihr Körper verändert, er hat nicht mehr die jugendlich feste Form, er wird schlaff. Sie registrieren Falten, graue Haare, der Zeiger der Waage zeigt ein paar Kilo mehr an, als Ihnen lieb ist. All diese Dinge enthüllen erbarmungslos, dass Ihre Jugend unwiederbringlich vorbei ist, dass Sie eine Frau mittleren Alters sind. Diese Erkenntnis vermag manche Frau so zu erschüttern, dass daraus vorübergehende Depressionen erwachsen können, die überhaupt nichts mit den Wechseljahren zu tun haben, sondern mit veränderten Lebensbedingungen, die jedoch, objektiv betrachtet, sehr positive Folgen haben können.

Die Tatsache, dass die Kinder aus dem Haus sind, bedeutet, dass Sie mehr Zeit haben. Für sich, für alte und neue Hobbys, für Fortbildung, Kunst, Kultur, für soziales Engagement, eventuell auch einen Wiedereinstieg in den Beruf. So sehen inzwischen erfreulich viele Frauen das Klimakterium nicht mehr nur als Schreckgespenst, sondern entwickeln Perspektiven für einen neuen Lebensabschnitt, in dem noch einmal alles möglich scheint. Sogar eine Trennung vom Partner. Wenn man sich die Statistiken ansieht, sind acht Prozent der Frauen zum Zeitpunkt ihrer Scheidung zwischen 45 und 50 Jahre alt.

Eine Frau von 50 (und mehr) Jahren hat unglaublich viele Vorteile. Sie ist gelassener, souveräner, selbstbewusster. Sie kann über den Dingen stehen. Sie nimmt das Leben einfach nicht mehr so ernst. Sie genießt die neuen Freiheiten, die das Klimakterium mit sich bringt. Die Kinder sind aus dem Haus, sie muss weniger arbeiten, hat mehr Zeit für sich.

Die monatliche Blutung bleibt aus und auch die oft damit verbundenen Beschwerden. Das Thema Verhütung fällt flach, die Angst vor einer ungewollten Schwangerschaft ist überflüssig.

Eine Frau ab 50 hat viele Vorteile. Sie ist gelassen, souverän, selbstbewusst und genießt die neuen Freiheiten, die das Klimakterium mit sich bringt.

Die Berliner Medizinpsychologin Beate Schultz-Zehden hat anhand dreier Studien herausgefunden, dass nahezu die Hälfte der befragten Frauen tatsächlich diesen neuen Zeitabschnitt genießt. Und nur ein Drittel sprach von Befindlichkeitsstörungen, die aber nicht als gravierend gewertet wurden.

In außereuropäischen Kulturkreisen ist das Klimakterium kaum ein Thema. Untersuchungen belegen, dass die Wechseljahre zwar eine biologische Basis haben, die bei allen Frauen gleich ist. Dennoch erleben nicht alle Frauen diese Zeitspanne auch gleich. Das ist abhängig davon, in welchem Kulturkreis die Frau lebt, ob das Klimakterium medienwirksam in der Öffentlichkeit thematisiert wird und wie die Einstellung gegenüber älteren Frauen generell ist. Das Ergebnis kann man auf einen einfachen Nenner bringen. Je mehr darüber gesprochen – insbesondere von ärztlicher Seite – und geschrieben wird, desto häufiger leiden die Frauen unter klimakterischen Beschwerden. Und das ist vor allem in Amerika und Europa der Fall.

In Ländern wie Afrika und Asien, wo den Frauen das gebärfähige Alter zur Last wird, weil sie möglichst viele Kinder bekommen sollen, wird das Klimakterium freudig begrüßt. Denn nun ist die anstrengende Zeit von Schwangerschaft, Geburt und Menstruation vorbei. Im Norden Indiens dürfen sich die Frauen, die während ihrer fruchtbaren Zeit in strikter Abgeschiedenheit leben mussten, endlich frei bewegen.

Natürlich sind auch den Frauen anderer Kulturen Beschwerden oder Befindlichkeitsstörungen während der Wechseljahre nicht fremd. Sie gehen deshalb aber nicht zum Arzt, höchstens zu einem Kräuterkundigen.

Andere Länder, andere Sitten: In Asien und Afrika sehnen die Frauen die Wechseljahre herbei und leiden in der Regel kaum unter Beschwerden.

In Japan sind so gut wie keine Hitzewallungen bekannt, was viele Wissenschaftler auf die stark sojahaltige Ernährung zurückführen, wobei es hierzu noch keine gesicherten Erkenntnisse gibt. Allerdings klagen manche Japanerinnen über steife Schultern oder Kopfschmerzen. Den Maori-Frauen in Neuseeland sind Symptome wie Hitzewallungen oder Schweißausbrüche durchaus nicht fremd, sie betrachten sie aber als etwas Natürliches, das irgendwann auch wieder verschwindet. Ähnlich wie in Asien und Afrika wachsen bei den Maori-Frauen während des Klimakteriums Autorität und Anerkennung. Sie betätigen sich oft gesellschaftspolitisch und ihre Stimme hat als

Kuia (Großmutter oder weise Alte) oder Kaumatua (angesehene Älteste bei Stammesversammlungen) ein starkes Gewicht. Die Maya-Indianerinnen hingegen kennen offenbar keinerlei klimakterische Symptome.

Das Erleben des Klimakteriums wird von mehreren Faktoren beeinflusst. Dazu zählen Ernährung, Schwangerschaften, vor allem aber auch die gesellschaftliche Stellung der Frau im Allgemeinen.

Und trotz der Unterschiedlichkeit im Empfinden der Wechseljahre bleibt bei allen Frauen das biologische Geschehen das Gleiche. Und diesem Thema widmen wir uns im nächsten Kapitel. Auch wenn Ihnen das vielleicht ein bisschen trocken und theoretisch erscheinen mag, es lohnt sich zu lesen, was sich in Ihrem Körper abspielt. Auf diese Weise verlieren Sie vielleicht auch das Unbehagen, wenn das Thema Wechseljahre aufkommt.

2 Was tut sich da im Körper?

Leinen los, steigen Sie auf das Schiff zu einer biologischen Kreuzfahrt durch Ihren Körper.

Wie schon erwähnt, ist das Klimakterium der medizinische Begriff für die Wechseljahre. Das Wort Klimakterium entstammt dem griechischen *klimakter* und bedeutet übersetzt soviel wie die oberste Stufe einer Sprossenleiter. Man kann das durchaus als Metapher für eine neue Lebensphase, einen neuen Lebensabschnitt der Frau verstehen.

Die Wechseljahre lassen sich in vier Phasen einteilen: Prämenopause, Menopause, Perimenopause und Postmenopause.

Der Wechseljahrprozess verläuft in vier Phasen und beginnt mit der Prämenopause, also der Phase vor der Menopause, die nichts anderes bedeutet als die letzte Blutung. Dies zu beurteilen, funktioniert natürlich erst im Nachhinein. Wenn die Regelblutung seit mehr als einem Jahr nicht mehr erfolgt, dann ist die Menopause eingetreten. Daneben gibt es noch die Perimenopause. Das ist eine Zeitspanne von etwa vier Jahren, zwei Jahre vor und zwei Jahre nach der Menopause. Am Schluss steht folgerichtig die Postmenopause.

Der Eintritt in die einzelnen Phasen der Wechseljahre ist von Frau zu Frau unterschiedlich. Die Prämenopause kann zwischen 40 und 50 Jahren liegen, die Menopause liegt durchschnittlich bei 51 Jahren. Die Perimenopause wäre nach dieser Berechnung von 49 bis 53 Jahren, danach beginnt die Postmenopause, die etwa bis zum 65. Lebensjahr dauert. Und dann erst haben wir es mit dem sogenannten Senium der Frau, dem Alter zu tun.

Wichtig zu wissen!

Die Wechseljahre („Klimakterium“) sind eine Zeitphase, in der die Fruchtbarkeit einer Frau allmählich erlischt. Der Körper kann in dieser Phase mit vielfältigen Beschwerden reagieren. Bei den Wechseljahren werden unterschieden:

Menopause = letzte Regelblutung: im Alter von durchschnittlich 51 Jahren.

Perimenopause („peri“ = „drum herum“): Zeitabschnitt rund zwei Jahre vor und zwei Jahre nach der Menopause.

Prämenopause („prä“ = „vor“): Zeitabschnitt von fünf bis zehn Jahren vor der Menopause.

Postmenopause („post“ = „nach“): Abschnitt nach der Menopause bis etwa zum 65. Lebensjahr. Mit ihm enden die Wechseljahre. Danach beginnt das „Senium“ („höheres Alter“).

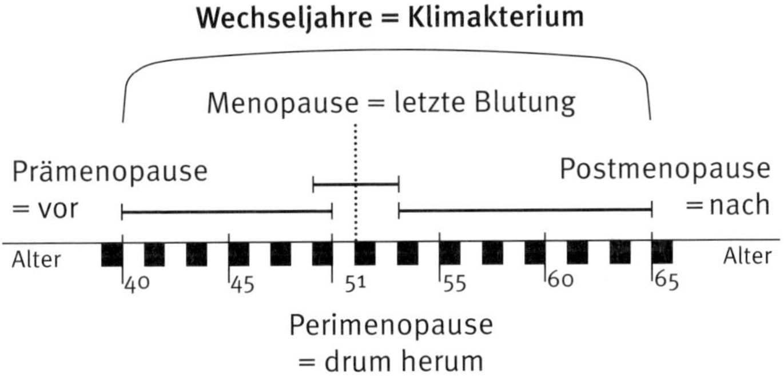

Zyklische Veränderungen während der Wechseljahre

Es gibt auch einen geringen Prozentsatz an Frauen, die früher in die Wechseljahre kommen. Wenn das Einsetzen der Wechseljahre vor dem 40. Lebensjahr liegt, spricht man vom Klimakterium praecox. Ursachen für einen frühen Beginn der Wechseljahre sind:

- Rauchen,
- operative Eingriffe wie Eierstock- oder Gebärmutterentfernung,
- Sterilisation,
- sehr starke körperliche und seelische Belastungen,
- Schilddrüsenprobleme,
- Diabetes,
- Fehlernährung (Bulimie, Anorexie),
- Chemotherapie und Bestrahlung.

Eine genetische Disposition als Ursache wird ebenfalls diskutiert. Ein zu frühes Einsetzen der Wechseljahre bedarf auf jeden Fall der ärztlichen Abklärung.
Was mit der Pubertät beginnt, endet mit dem Klimakterium: Die Gebärfähigkeit der Frau. Zunächst dient alles der Reproduktion. Ziel der monatlichen Blutung ist es, optimale Bedingungen für eine Schwangerschaft zu schaffen. Wichtigstes Instrument auf dem Wege zu einem Baby sind die Eierstöcke (Ovarien), rechts und links der Gebärmutter. Kommt das Mädchen in die Pubertät, beginnt die Menstruation, die monatlich wiederkehrende Blutung. Von nun an läuft rund 40 Jahre lang Monat für Monat derselbe Kreislauf ab. Die Eizellen in den Eierstöcken sind von Eibläschen umhüllt und werden Follikel genannt. Vor Beginn der Pubertät heißen sie auch Primärfollikel. Mit Beginn der Pubertät, also der fruchtbaren Phase des Mädchens, wird der Follikel größer und bekommt den Namen Sekundärfollikel. Verursacher dieser Vergrößerung ist der Hypothalamus, ein zwar kleines, aber überaus wichtiges Zentrum im Zwischenhirn. Der Hypothalamus reguliert, wann und wo welche Mengen eines Hormons gebildet und freigesetzt werden. Er ist die hormonelle Steuerzentrale, und ohne diese Botenstoffe läuft in unserer komplizierten Maschinerie gar nichts. Außerdem koordiniert er unseren Wasser- und Salzhaushalt, reguliert

Ohne Hormone läuft in unserem Körper gar nichts. Diese Botenstoffe sind an nahezu allen Stoffwechselvorgängen beteiligt.

Blutdruck, überprüft die Nahrungsaufnahme, beeinflusst unser Sexual- und Gefühlsleben und bestimmt unseren Schlaf.

Zu Beginn der Pubertät schüttet der Hypothalamus das Hormon Gonadoliberin, kurz GnRH, aus. Durch dieses Hormon wird nun die Hypophyse – sie liegt unterhalb des Hypothalamus und ist durch eine Art Gangway mit ihm verbunden – zur Produktion der beiden Hormone FSH und LH angeregt. FSH ist ein follikelstimulierendes Hormon und wirkt auf die Geschlechtsdrüsen, gemeint sind damit Eierstöcke und Hoden. Das FSH sorgt für die Östrogenbildung und die Reifung der Eizellen. Beim Mann ist FSH für die Spermienentwicklung zuständig. Das LH oder luteinisierende Hormon unterstützt die Eireifung, den Eisprung und die Bildung des Gelbkörpers. Hat der LH-Spiegel sein Maximum erreicht, findet der Eisprung statt. Der Follikel platzt, gibt ein reifes Ei frei, das jetzt zwölf Stunden lang befruchtungsfähig im Eileiter lagert.

Der leere Follikel verwandelt sich mit Hilfe des LH in einen Gelbkörper, der für den Fall einer Schwangerschaft bedeutsam ist. Er produziert Östrogene und große Mengen Progesteron, auch Gelbkörperhormon genannt. Diese Hormone lassen die Gebärmutterschleimhaut wachsen und dick werden, und bereiten sie so auf die Einnistung einer befruchteten Eizelle und damit eine mögliche Schwangerschaft vor. Wird das Ei jedoch nicht befruchtet, bildet sich der Gelbkörper innerhalb von zehn, elf Tagen zurück. Und nun sinken auch die Östrogen- und Progesteronspiegel. Bei einer bestimmten Konzentration im Blut wird die verdickte Schleimhaut abgestoßen – die monatliche Blutung setzt ein.

Diese niedrigen Hormonspiegel sind für den Hypothalamus das Signal für eine erneute Produktion von FSH – Sie erinnern sich, das sind die follikelstimulierenden Eizellen. Und der Zyklus beginnt von vorne. Er dauert zwischen 24 und 35 Tagen und wird vom ersten Tag der Blutung bis zum ersten Tag der nächsten Blutung berechnet. Wobei jede Frau ihren ganz eigenen Zyklus hat. Bei manchen Frauen dauert er 26 Tage, bei anderen 31 Tage, wieder andere menstruieren zweimal monatlich aufgrund ihres rasanten Stoffwechsels. Die Gynäkologie hat zwar einen 28-Tage-Rhythmus festgesetzt. Doch gibt es kaum Frauen, die alle 28 Tage menstruieren. Und nur selten bleiben die Rhythmen ein Leben lang gleich. Denn man muss immer bedenken, dass unsere Psyche einen beträchtlichen Einfluss auf das Hormongeschehen hat. Sportlerinnen menstruieren in Zeiten von Wettbewerben gar nicht, da ihr Körper auf Höchstleistungen getrimmt wird, aber nicht auf das Empfangen eines Kindes ausgerichtet ist. Ein ausgeklügeltes System der Natur. Das gilt auch für Stresssituationen. Das haben Sie vielleicht selbst schon einmal erlebt: Sie büffelten wochenlang hart für eine Prüfung oder bissen sich die Zähne an einer wissenschaftlichen Arbeit aus. Und stellten fest, dass während dieser Zeit Ihre Periode ausblieb. Auch hier hat der Körper wieder für Sie entschieden. Jetzt ist nicht der richtige Zeitpunkt für eine Schwangerschaft, ergo lasse ich den Zyklus aus. Was Sie aber auch festgestellt haben ist, dass sich der Hormonhaushalt wieder von ganz alleine einpendelt. War der Stress vorbei, lief alles wieder in geordneten Bahnen.

Sie finden das kompliziert? Das ist es auch. Das Hormonsystem ist ein äußerst komplexes Gebilde, das einer strengen Hierarchie unterliegt. Jede noch so kleine Störung bringt dieses Gefüge aus dem Rhythmus. Deshalb ist es völlig normal, wenn in der Pubertät der Hormonspiegel schwankt, und zwar ziemlich stark – genau wie während einer Schwangerschaft oder eben später im Klimakterium. Hat sich das diffizile Hormonkonstrukt eingependelt, dann ist die Geschlechtsreife erreicht und das Mädchen ist gebärfähig. Damit ist die Pubertät abgeschlossen, aus dem Mädchen ist eine Frau geworden. Damit jetzt keine Missverständnisse entstehen: Rein biologisch betrachtet ist ein Mädchen bereits mit dem Einsetzen der ersten Menstruation gebärfähig, was zwischen neun und 13 Jahren, manchmal auch erst mit 14 oder 15 der Fall ist (beides ist übrigens normal). Dennoch gibt es immer wieder Fälle, in denen Kinder Babys bekommen, was sowohl physisch als auch psychisch eine extreme

Rund 40 Jahre lang dauert der Monat für Monat wiederkehrende Zyklus einer Frau.

Belastung darstellt. Denn in diesem Alter ist der Körper eines Mädchens noch nicht ausgewachsen, so dass das Austragen eines Kindes alles andere als medizinisch wünschenswert ist. Im Alter von 15 bis 16 Jahren ist in der Regel das körperliche Wachstum eines Mädchens abgeschlossen. Dann kann man eine junge Frau auch als voll gebärfähig bezeichnen. Was aber nicht heißt, dass Mädchen in diesem Alter schon Babys bekommen sollten.

Der regelmäßig wie ein Uhrwerk wiederkehrende Zyklus dauert heute im Durchschnitt 40 Jahre. 40 Jahre lang kann eine Frau also Kinder bekommen. Das ist eine lange Zeit. Es ist von der Natur sehr weise eingerichtet worden, dass es

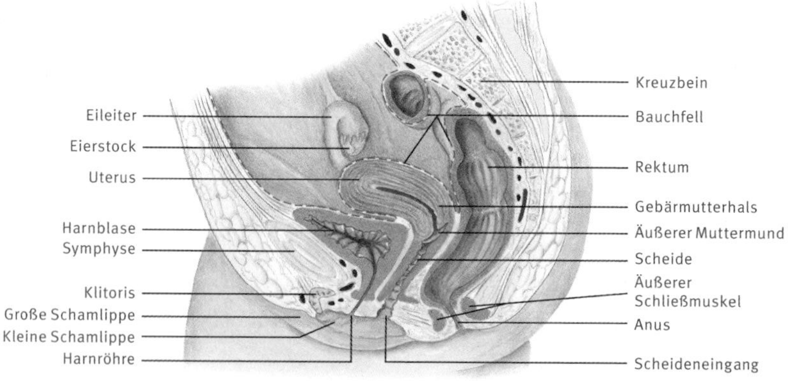

Weibliche Fortpflanzungsorgane

für den Körper einer Frau irgendwann auch eine Phase der Ruhe geben muss. Ruhe vor dem Gebären, dem Großziehen der Kinder, den Sorgen um sie. Wie anstrengend das ist, weiß jede Frau, die selber Kinder geboren und auf das Leben vorbereitet hat.

2.1 Der Tanz der Hormone

So beginnt nach 40 Jahren verlässlicher Arbeit ein erneuter Tanz der Hormone. Diesmal in umgekehrter Reihenfolge. Was in der Pubertät aufgebaut wurde, wird nun langsam wieder abgebaut.

Während der Prämenopause, die sich, wie im Kapitel „Wechseljahre – Die umgekehrte Pubertät" schon zu lesen war, zwischen 40 und 50 Jahren abspielt, beginnt sich Ihr Hormonhaushalt zu verändern, bis es zur letzten Regelblutung kommt. Die ersten Unregelmäßigkeiten beginnen allerdings schon viel früher, nämlich Mitte 30, wenn Frauen feststellen, dass ihre Zyklen kürzer werden. Das ist der Grund dafür, warum gerade zu diesem Zeitpunkt viele ihre berühmte biologische Uhr ticken hören. Falls sie noch Kinder wollen, wird es langsam Zeit. Das ideale Alter für eine Schwangerschaft liegt nach Ansicht von Reproduktionsmedizinern ohnehin zwischen 20 und 30. Deshalb kritisie-

Schon Mitte 30 beginnt sich der Hormonhaushalt langsam zu verändern, was die meisten Frauen an den kürzer werdenden Zyklen feststellen.

ren viele Ärzte die späten Schwangerschaften, weil Frauen in den meisten Fällen ohne medizinische Hilfe nicht schwanger werden. Andererseits kann man es keiner Frau verdenken, dass sie sich eine berufliche Existenz aufbauen möchte, in der Kinder (noch) keinen Platz haben. Ergo schieben sie den Gedanken an ein Baby immer weiter hinaus, bis ihre Fruchtbarkeit gefährdet ist.

Ursache für die Abnahme der weiblichen Fruchtbarkeit sind die Eizellen, die mit den Jahren zahlenmäßig und qualitativ abnehmen. Bei der Geburt verfügt ein Mädchen über rund 500 000 unreife Eizellen. Pro Eisprung werden durchschnittlich 450 Eizellen verbraucht, wobei die meisten Eizellen sich einfach auflösen. Eine Frau im Alter von 40 Jahren hat im Schnitt noch über 6 000 bis 8 000 Eizellen. Bei diesen werden häufig Chromosomenschäden festgestellt, da sie durch Umweltgifte und Strahlungen stark belastet sind. Deshalb sprechen die Ärzte bei Spätgebärenden immer von Risikogeburten. Bei den Männern ist es etwas leichter, doch auch ihnen steht keine unbegrenzte Zeit zur Verfügung. Ihre Fruchtbarkeit bleibt bis etwa zum 35. Lebensjahr konstant, nimmt dann aber bis zum 40. Lebensjahr rapide um 40 Prozent ab.

Doch zurück zur Prämenopause. Auch wenn bis heute nicht in allen Details klar ist, was sich wirklich im Körper abspielt, ist zumindest gesichert, dass die Hormonproduktion zurückgeht und dass die Wechseljahre mit ihren Symptomen durch ein Absinken des Östrogenspiegels gekennzeichnet sind. Doch das mit dem Absinken, so fand man heraus, stimmt nicht ganz. Bei verschiedenen Untersuchungen hat sich gezeigt, dass im Gegenteil zunächst ein überhöhter Östrogenspiegel Ursache für Symptome – wie Brustspannen, Kopfschmerzen, verlängerte oder starke Blutungen – in der Prämenopause sind. Grund hierfür waren niedrige Östrogenwerte zu Beginn eines Zyklus. Die Eierstöcke hatten das Signal der beiden Hormone FSH (follikelstimulierendes Hormon) und LH (luteinisierendes Hormon), Östrogene zu produzieren, überhört. Dieser niedrige Östrogenspiegel führte bei den Frauen vorübergehend zu den bekannten und gefürchteten Hitzewallungen. Das Östrogentief wiederum rief den Hypothalamus auf den Plan, der die Hypophyse antrieb, mehr FSH auszuschütten. Um ihr Versäumnis wettzumachen, pumpten die Eierstöcke daraufhin ungefähr die dreifache Menge an Östrogenen ins Blut. Das führte nun zu den typischen prämenopausalen Beschwerden wie das oben erwähnte Brustspannen oder Kopfschmerzen. Nachdem nun wieder reichlich Östrogene vorhanden waren, kam es zum Eisprung, und danach stieg auch der Progesteronspiegel wieder an – Sie erinnern sich, Progesteron oder Gelbkörperhormon ist verantwortlich für die Einnistung eines befruchteten Eies – und die Blutung setzte ein. Zwei Wochen später als sonst und aufgrund des hohen Östrogenspiegels sehr stark.

Es ist also nicht so sehr ein niedriger Östrogenspiegel Ursache für Wechseljahrsbeschwerden, sondern es sind die unkalkulierbaren Schwankungen dieser Hormone. Zum besseren Verständnis: Bei den Östrogenen handelt es sich um den Oberbegriff für die wichtigsten weiblichen Hormone, von denen es rund 30 gibt, die in den Gruppen Estradiol, Estron und Estriol zusammengefasst sind.

Nicht der niedrige Östrogenspiegel verursacht Wechseljahrsbeschwerden, sondern die Schwankungen dieser Hormone.

Wie wenig über das Hormongeschehen während des Klimakteriums bekannt ist, beklagte schon Susan Love in ihrem umfangreichen Werk „Das Hormonbuch". Die amerikanische Professorin für Chirurgie und Inhaberin eines Lehrstuhls für Frauengesundheit schreibt: „Warum hat Ihnen Ihr Gynäkologe (oder Ihre Gynäkologin) nichts über die hormonelle Umstellung erzählt, die sowohl die Pubertät als auch die Menopause einleitet? Leider beschäftigt sich die medizinische Literatur nur äußerst oberflächlich mit diesen beiden Erfahrungen, die die fruchtbaren Jahre einrahmen." Das schrieb sie 1997 und daran hat sich bis heute nicht viel geändert.

Auch was die Funktion der Eierstöcke während der Wechseljahre angeht, tappten Ärzte und Wissenschaftler lange Zeit im Dunkeln. Und weil sie nichts oder nur wenig darüber wussten, verbreiteten sie die Mär von den schrumpfenden, nutzlos gewordenen Fortpflanzungsorganen der Frauen. Da die Östrogene lange Zeit als die weiblichen Hormone schlechthin angesehen wurden, entstand aus ihrem Versiegen das Klischee von der Frau, die keine mehr war, wenn die Wechseljahre nahten. Nach dem Willen ihrer Ärzte blieb diesen Frauen nichts anderes übrig, als dieses grausame Spiel der Natur verbittert zur Kenntnis zu nehmen, sich in Schwarz zu hüllen und auf ihr Ende zu warten. Bis ihr Retter nahte in Gestalt eines amerikanischen Gynäkologen, der mit dem Begriff Hormonersatztherapie Licht in das vermeintliche Dunkel der menopausalen Frau brachte. Darüber in einem späteren Kapitel mehr.

Derlei Vorurteile geistern leider auch heute noch umher. Gefördert durch grassierenden Jugendwahn und erschreckendes Unwissen und Ignoranz mancher Ärzte. Im Übrigen ist es schlicht falsch, dass mit dem Ende der Hormonproduktion in den Eierstöcken gar kein Östrogen mehr produziert wird. Ihre Hauptproduktion stellen die Eierstöcke erst rund drei Jahre nach der Menopause ein. Sie bilden aber weiterhin das Geschlechtshormon Androstendion, eine Vorstufe des Östrogens. Im Fettgewebe wird das Androstendion zu Östrogen umgewandelt. Je höher der Fettanteil bei Frauen ist, desto höher ist auch der Östrogenanteil.

Ein Hormonmangel existiert nicht. Es werden auch nach der Menopause Östrogene gebildet, wenn auch in geringeren Mengen. Trotzdem gibt es keinen Grund für eine Substitution.

Untersuchungen zeigten, dass Frauen mit Übergewicht rund 40 Prozent höhere Östrogenwerte im Blut hatten als Frauen mit Normalgewicht. Auch in den Eierstöcken werden weiterhin Östrogene gebildet, wenn auch nur in ganz geringen Mengen und ohne Progesteron. Es kann also mitnichten von einem Hormonmangel gesprochen werden, den die Ärzte ihren Patientinnen so gerne einzureden versuchen. Insofern gibt es auch keinen Grund für eine Hormonsubstitution.

Ich erzähle Ihnen dies, weil ich es für so wichtig halte, dass jede Frau über die Vorgänge in ihrem Körper generell und insbesondere während der Wechseljahre Bescheid weiß. Unwissen macht ängstlich und frau wird leichte Beute pharmazeutischer Verlockungen oder insistierender Worte des Arztes. Ist es nicht beruhigend zu wissen, dass das Auf und Ab der Hormone während der Wechseljahre ganz normal ist? Dass es normal ist, wenn Sie sich nicht jeden Tag gleich gut fühlen? Sondern dass es Tage gibt, an denen Sie eine unerklärliche Traurigkeit verspüren, ängstlich sind oder schlecht gelaunt? Tage, an denen Sie von Zukunftsängsten geplagt sind? Tage, an denen Ihnen so heiß wird, dass Sie sich am liebsten die Kleider vom Leibe reißen würden?

3 Unbefangen in einen neuen Zeitabschnitt

Die Zeit der Wechseljahre ist eine Zeit, in der Sie sich viele Fragen stellen werden. Will ich so weitermachen wie bisher? Kann und will, ja muss ich vielleicht sogar mein Leben ändern? Und wenn ja, wie? Was ist bei mir bislang zu kurz gekommen? Sie haben jetzt die Chance, Ihr Leben noch einmal neu zu überdenken, neu zu definieren.

Je unbefangener, offener und bereitwilliger Sie sich diesem neuen Zeitabschnitt stellen, desto mehr können Sie ihn genießen. Denn Hand aufs Herz: Was kann Ihnen jetzt eigentlich noch passieren? Sie sind schon durch (fast) all die Höhen und Tiefen gegangen, die ein Leben so mit sich bringen kann. Eventuell haben Sie auch schon die ersten Erfahrungen mit dem Tod machen müssen. Seien es die Eltern, eine Freundin, Bekannte, vielleicht sogar der eigene Partner. Sie haben die Kinder großgezogen und in ihr eigenes Leben entlassen. Sie mussten vielleicht nebenher noch arbeiten, um die Familie durchzubringen. Sie haben Ihren Job verloren und keinen neuen mehr gefunden. Deshalb waren Sie vielleicht gezwungen, sich selbstständig zu machen, oder Sie waren gezwungen, in einem anderen Berufszweig Ihre Brötchen zu verdienen.

Sie haben vieles getan, aber auch vieles gelassen, lassen müssen. Aus Zeitgründen, aus Mangel an Geld. Sie sind nicht

gereist, Sie haben kaum Bücher gelesen, sind viel zu wenig in Konzerte, ins Kino und Theater gegangen, Sie haben Freundschaften vernachlässigt, Sie können immer noch nicht Italienisch, obwohl Sie Land und Leute lieben.
Bisher waren Sie immer für andere da. Nun ist eine Zeit angebrochen, in der Sie sich endlich auch um sich kümmern dürfen, ja müssen. Denn es ist ja in der Tat so, dass nun das letzte Drittel Ihres Lebens angebrochen ist, Sie sind an einem Scheidepunkt angelangt. Das ist kein Grund zur Panik. Aber ein Grund innezuhalten und sich zu fragen, ob das, was man bisher gemacht hat, richtig genug ist, um es weiterzuführen. Oder ob Veränderungen notwendig sind. Und wenn ja, welche. Solche Überlegungen lassen Sie reifen, Sie reflektieren Ihr Leben und gewinnen an Persönlichkeit. Man kann Ihnen so leicht nichts mehr vormachen. Sie wissen genau, was Sie wollen.
Eine Freundin von mir, verheiratet mit zwei Kindern, hat mit 54 Jahren ihr Leben völlig umgekrempelt. Die Kinder waren aus dem Haus, standen auf eigenen Füßen. Mit ihrem Mann hatte sie sich auseinander gelebt, was ihnen beiden aber erst während der Wechseljahre so richtig bewusst wurde, nachdem die Kinder, die wie so oft als „Beziehungskitt" fungierten, das häusliche Nest verlassen hatten. Sie trennten sich in aller Freundschaft. Meine Freundin zog auf das Land, kaufte sich einen Webstuhl, besucht Kurse über Kurse und webt heute Stoffe, die ihresgleichen suchen. Sie ist rundum glücklich und zufrieden.

Natürlich muss nicht jede Frau zu derart drastischen Maßnahmen greifen. Wer glücklich verheiratet ist, der bleibt es aller Wahrscheinlichkeit auch während und nach den Wechseljahren. Häufig gewinnt eine Partnerschaft sogar durch die neue Zweisamkeit, die entsteht, wenn die Kinder aus dem Haus sind. Man hat wieder mehr Zeit füreinander, für gemeinsame Unternehmungen, Gespräche.

Die Wechseljahre sind eine Zeit zum Innehalten, denn Sie sind an einem Scheidepunkt angelangt. Jetzt können die Weichen für ein neues Leben gestellt werden.

Nicht selten starten Frauen in den Wechseljahren noch einmal richtig durch. Sie steigen wieder in den Beruf ein, lernen neue Sportarten, gehen zur Volkshochschule, manche absolvieren eine lang ersehnte Ausbildung oder nehmen ihr unterbrochenes Studium wieder auf. Gar nicht so sehr mit dem Ziel Karriere zu machen, sondern einfach, um ihrem Leben einen neuen Sinn zu geben, und um geistig nicht einzurosten. Wiederum andere engagieren sich sozial, machen den Segelschein, lernen Schattenboxen oder Reiten, verwirklichen einen Jugendtraum und fahren nach Kathmandu. Alles, was ich Ihnen hier aufzähle, muss keinesfalls auf jede Frau zutreffen. Schließlich gibt es auch Frauen, die mit ihrem Leben rundum zufrieden sind, die überhaupt keine Veränderungen anstreben. Suchen Sie deshalb nicht krampfhaft nach etwas Neuem, wenn das Alte Sie völlig ausfüllt und Sie damit glücklich und ausgeglichen sind.

Studien belegen, dass Frauen, die das Gefühl haben, etwas versäumt zu haben, sich beim Eintritt in die Wechseljahre schwerer mit der dadurch entstehenden Veränderung tun als andere. Es sind vor allem Hausfrauen und Mütter, die sich ganz dem Familienmanagement gewidmet haben. Doch als Familienmanagerin werden sie nun nicht mehr gebraucht. Die Kinder gehen ihre eigenen Wege, der Ehemann ist mit seinem Beruf noch voll ausgelastet und hat wenig Zeit, die Freundinnen sind womöglich selbst noch berufstätig. Solche Frauen leiden oft intensiver unter Beschwerden in den Wechseljahren als berufstätige Frauen. Was aber nicht automatisch bedeutet, dass berufstätige Frauen vor Problemen gefeit sind. Viele müssen enttäuscht mit ansehen, dass nicht sie, sondern die jüngere Kollegin den Aufstieg in die nächste Etage geschafft hat und damit die lang ersehnte Gehaltserhöhung bekommt. In solchen Momenten beschleicht frau das Gefühl, minderwertig zu sein, sie fühlt sich auf das Abstellgleis geschoben. Zu deutlich wird ihr vermittelt, dass sie in der jugendlichen Liga nicht mehr mitspielt. Solche Situationen lassen Wechseljahrsymptome deutlicher hervortreten. Das kann sogar soweit gehen, dass Frauen sich regelrecht krank fühlen, obwohl sie es keineswegs sind.

4 Wenn Probleme auftreten

Für jede Frau verlaufen die Wechseljahre individuell verschieden. Auch die Pubertät ist nicht bei jedem Mädchen gleich, genauso wenig wie die monatliche Menstruation. Vielleicht gehören Sie zu den Frauen, die sich Monat für Monat mit PMS, dem prämenstruellen Syndrom, herumschlagen mussten, diesen gefürchteten und verhassten Tagen vor den Tagen, an denen Sie sich oft genug selbst im Weg standen. Wie waren Sie sie leid, diese ständig wiederkehrenden Wasseransammlungen im Körper, die Gewichtszunahme, die Pickel im Gesicht, diese Müdigkeit und Erschöpfung, und das schmerzhafte Ziehen in den Brüsten. Auf der anderen Seite wurden Sie von nahezu rasender Hyperaktivität gepackt. Sie stellten das Haus oder die Wohnung auf den Kopf, putzten, stellten die Möbel um, strichen Wände, entrümpelten Keller. Sie waren grundlos gereizt, ein falsches Wort machte Sie aggressiv. Oder Sie wurden von einem Moment zum anderen von grundloser Traurigkeit übermannt. Falls Sie also schon immer unter diesen lästigen Symptomen gelitten haben, könnte es sein, dass die sich während der Prämenopause und der Perimenopause verstärken. Aber vielleicht hatten Sie Glück und PMS war ein Fremdwort für Sie. Dann dürften beide Phasen weitgehend symptomfrei ablaufen.

Häufigkeit klimakterischer Beschwerden	
Nervosität und Reizbarkeit	90 %
Hitzwallungen, Schweißausbrüche	80 %
Müdigkeit, Lustlosigkeit, Leistungsabfall	70 %
Depressive Verstimmungen	70 %
Vergesslichkeit, Konzentrationsschwäche	65 %
Schlafstörungen	60 %
Kopfschmerzen	30 %
Libidoverlust	20 %

Die eigentlichen Beschwerden der Wechseljahre setzen in der Perimenopause ein, also rund zwei Jahre vor der Menopause, und dauern in etwa zwei Jahre über die Menopause hinaus. Das ist die eigentliche Übergangsphase. Bis auf wenige Ausnahmen klingen nach dieser Zeit die Symptome auch wieder ab. Denn der Körper stellt sich auf den niedrigeren Östrogenspiegel ein und kommt damit gut zurecht. Während der Umstellung können dennoch Beschwerden auftreten. Am häufigsten klagen Frauen in dieser Phase über

- starke und lang anhaltende oder unregelmäßige Blutungen,
- Hitzewallungen und Schweißausbrüche,
- Wassereinlagerungen,
- Reizbarkeit und Nervosität,
- depressive Verstimmungen,
- Konzentrationsstörungen,

- Vergesslichkeit,
- Migräne,
- Herzklopfen,
- Schlafstörungen,
- Angstzustände,
- Inkontinenz beim Husten oder Niesen,
- häufigere Blasenentleerung,
- Haut- und Schleimhautveränderungen,
- Juckreiz der Vulva,
- Schwankung des sexuellen Verlangens,
- Gelenkschmerzen,
- Haarausfall und/oder verstärkten Haarwuchs im Gesicht,
- Verstopfung,
- Bindegewebsschwäche, Krampfadern.

Das sind alles normale Vorgänge während der Veränderung des Hormonhaushaltes und müssen Sie nicht ängstigen. Falls Sie jetzt feststellen, dass nichts davon auf Sie zutrifft: Freuen Sie sich! Dann gehören Sie zu den Glücklichen, die beschwerdefrei sind. Obwohl viele Frauen das nicht glauben können: Es müssen sich tatsächlich keinerlei Symptome einstellen. Halten Sie bitte nicht krampfhaft Ausschau nach irgendwelchen Anzeichen. Genießen Sie es einfach, dass Sie keine Probleme haben.

Das Vertrackte an den perimenopausalen Beschwerden ist, dass sie zu unterschiedlichen Zeitpunkten und in unterschiedlicher Schwere auftreten. Einen Monat lang werden

Sie täglich von Hitzewallungen geplagt, dann folgen Wochen, in denen nichts passiert. Die Attacken können 30 Sekunden oder vier Minuten dauern. Sie werden morgens, mittags oder abends davon überrumpelt. Wenn sie nachts auftreten, spricht man von Schweißausbrüchen. Sie wachen mehr oder weniger nass geschwitzt auf, müssen Bettwäsche und Nachthemd wechseln und können dann vielleicht weiterschlafen. Oft genug aber auch nicht. Denn solche Unterbrechungen sind natürlich unangenehm, weil sie den Schlafrhythmus empfindlich stören. Tagsüber fühlen Sie sich dann müde und ausgelaugt, weil Sie nicht genügend Schlaf bekommen. Trotzdem sind Hitzewallungen nicht besorgniserregend oder gar gefährlich. Sie sind einfach nur lästig.

Hitzewallungen sind zwar nicht gefährlich, aber unangenehm, da sie den Schlafrhythmus durcheinander bringen können.

Wie Sie schon gelesen haben, verändert sich bereits während der Prämenopause Ihr Zyklus. Die Blutungen werden unregelmäßig. Jetzt, in der Perimenopause steigert sich diese Unregelmäßigkeit, manchmal sogar extrem. Mal treten die Blutungen alle zwei Wochen auf, dann wieder wochenlang gar nicht, so dass Sie schon glauben, die Menopause sei eingeläutet. Doch dann tritt die Menstruation unvermittelt wieder ein und oft umso stärker. Bei besonders schweren Blutungen müssen Sie Vorsicht walten lassen. Wenn die Periode dauerhaft häufiger als alle 20, 21 Tage kommt und länger als sieben oder acht Tage

anhält, sollten Sie einen Gynäkologen aufsuchen. Denn es könnte sich – wenn auch selten – ein Gebärmutterschleimhautkrebs dahinter verbergen. Häufiger sind indes Myome oder Polypen die Ursache für extrem starke, nicht hormonell bedingte Blutungen.
Polypen befinden sich als Auswüchse an der Gebärmutterschleimhaut und führen bei Verletzungen zu Blutungen. Sie können ganz leicht entfernt werden. Bei Myomen handelt es sich um gutartige Geschwülste, die unter Östrogeneinfluss am Muskelgewebe der Gebärmutter entstehen. Sie sind harmlos, etwa ein Viertel aller Frauen hat sie, meist sogar unwissentlich, da sie keine Beschwerden verursachen. Aufgrund des zurückgehenden Östrogenspiegels schrumpfen die Myome während der Wechseljahre, so dass es dann auch keinen Grund mehr gibt, sie zu entfernen.

Stimmungsschwankungen treten bei manchen Frauen ebenfalls während der Perimenopause auf, die denen beim Prämenstruellen Syndrom (PMS) ähneln. Richtige Depressionen oder psychische Störungen sind hingegen selten während der Wechseljahre. Trotzdem gibt es Frauen, die wegen ihrer depressiven Verstimmungen ärztliche Hilfe suchen. Hier handelt es sich meist um Frauen, die besonders sensibel auf Hormonveränderungen reagieren. Denken Sie an den Babyblues, der manche frischgebackene Mutter in heftige Depressionen stürzt, obwohl sie doch vor Freude über das Neugeborene aus dem Häuschen sein

müsste. Es gibt auch junge Mädchen und Frauen, die an den Tagen vor den Tagen unter gravierenden Stimmungsschwankungen leiden. Diese Frauen reagieren dann auch besonders heftig auf die Veränderungen während des Klimakteriums.
Ebenfalls mit starken Depressionen müssen Frauen rechnen, wenn bei ihnen die Menopause abrupt einsetzt, was etwa nach einer Eierstockentfernung der Fall ist oder nach einer Hysterektomie (Gebärmutterentfernung). Hinter dieser Reaktion vermuten die Experten zwei Gründe: zum einen den plötzlichen Wegfall aller Hormone, zum anderen den Verlust eines Körperorgans. Die emotionale Belastung, die aus einer solchen Situation erwächst, verstärkt sicherlich das physiologische Geschehen.

Noch etwas anderes könnte Sie womöglich beunruhigen: Ihr Gedächtnis. Vielleicht kennen Sie das: Sie gehen in den Keller, um etwas zu holen. Unten angekommen, stehen Sie verwirrt im Raum und haben völlig vergessen, was es war. Versuchen Sie folgenden Trick: Gehen Sie nach oben und wiederholen Sie das Prozedere. Dann macht es klick, und Sie können sich wieder erinnern.
Lange Zeit haben die Ärzte Gedächtnisprobleme und Konzentrationsstörungen bei menopausalen Frauen allein auf die Hormonsituation geschoben. Neueste Untersuchungen der Universität von Illinois in Chicago (UIC) bestätigen zwar eine Abnahme mentaler Fähigkeiten, Erinnerungs-

schwierigkeiten sowie Aufmerksamkeitsdefizite. Die Ursachen dafür seien jedoch unbekannt, räumte die Professorin für Psychiatrie und Psychologie Pauline Maki von der UIC ein. Möglicherweise ist die nachlassende Gedächtnisleistung, zumindest teilweise, ganz einfach auf das Alter zurückzuführen, denn es ist zumindest nachgewiesen, dass die kognitiven Fähigkeiten im Laufe der Zeit zurückgehen, und zwar bei beiden Geschlechtern.

Der ursprüngliche Verdacht, dass Gedächtnisprobleme mit der nachlassenden Hormonproduktion zusammenhängen, hat sich nicht bestätigt.

Sicherlich erinnern Sie sich an Ihre Mutter oder Großmutter, die aus ihren Kinder- und Jugendtagen Geschichten erzählen konnten, als wäre es gestern gewesen? Aber sie konnte sich nicht daran erinnern, welchen Film sie gestern Abend im Fernsehen angeschaut hatte. Das heißt, das Langzeitgedächtnis ist produktiver als das Kurzzeitgedächtnis. Das Vermögen, bestimmte Inhalte im Kurzzeitgedächtnis abzuspeichern, lässt bereits ab dem 30. Lebensjahr unmerklich nach. Wie stark, das ist individuell unterschiedlich und von der geistigen Beanspruchung abhängig. Ein gezieltes Gedächtnistraining, das dazu noch Spaß macht, sorgt für Ihre geistige Fitness. Mehr darüber im Kapitel „Körper und Seele auf Trab bringen".
Insofern haben die Hormone sehr wahrscheinlich keinen Einfluss auf das Kurzzeitgedächtnis. Trotzdem können Konzentrationsstörungen und Vergesslichkeit auftreten. Doch

bedenken Sie, wie Sie sich fühlen, wenn Sie ein paar Nächte lang nicht durchschlafen konnten. Früher wegen der Kinder, jetzt wegen Ihrer Hitzewallungen. Natürlich leidet Ihre Konzentrationsfähigkeit darunter, natürlich vergisst man Dinge, die man normalerweise nicht vergessen würde.

Schlafstörungen aufgrund von Hitzewallungen lassen die Konzentrationsfähigkeit leiden.

Interessant ist in diesem Zusammenhang eine Stellungnahme der Deutschen Gesellschaft für Endokrinologie (DGE) vom November 2007, in der Professor Ludwig Kiesel genau dies bestätigt, nämlich dass der natürliche Übergang in die Wechseljahre, einhergehend mit einem verringerten Östrogenspiegel, das Gedächtnis nicht gefährdet.
Die DGE machte diese Aussage allerdings in einem anderen Kontext. Nämlich mit Studienergebnissen der Mayo Clinic in Rochester (USA). Die amerikanischen Wissenschaftler hatten herausgefunden, dass Frauen, denen ein oder beide Eierstöcke entfernt wurden, später häufiger an Gedächtnisschwund und Parkinson litten. Dabei stieg das Risiko, je jünger die Frauen beim Eingriff waren. Um die betroffenen Frauen zu schützen, plädieren die Mediziner, obwohl noch nicht alle Fragen geklärt sind, zumindest vorübergehend für eine Östrogentherapie.

Eine weitere unangenehme Begleiterscheinung während der Perimenopause sind Wassereinlagerungen. Auch wenn diese

Gewichtszunahmen, die durchaus zwei Kilo und mehr betragen können, temporär sind, werden Sie vielleicht verunsichert sein. Sie ernähren sich gesund, treiben Sport, verzichten auf alles, was dick macht und trotzdem schnellt der Zeiger der Waage alle paar Wochen nach oben. Die Wissenschaft hat keine Erklärung dafür, warum das so ist. Nehmen Sie es einfach hin mit dem Wissen, dass das Phänomen ebenso plötzlich verschwindet, wie es aufgetaucht ist.

Kommen wir zu einem anderen Symptom der Wechseljahre, der Migräne. Von Hormonen, respektive ihrem Ungleichgewicht, weiß man durch zahlreiche Untersuchungen, dass sie Migräneattacken auslösen können. Besonders deutlich wird das bei Mädchen und Jungen in der Pubertät. Hier sind beide Geschlechter gleichermaßen von diesen anfallartigen Kopfschmerzen betroffen. In diesem Alter sind sogar vermehrt die Jungen betroffen. Nach der Pubertät überwiegt dann wieder der Anteil der Frauen, die mit Migräne zu kämpfen haben, und zwar im Zusammenhang mit der Menstruation. In der Fachliteratur spricht man von der menstruellen Migräne, die ausgelöst wird durch das Absinken des Östrogenspiegels. Diese Migräneform ist eng an die Menstruation gekoppelt. Wenn kurz vor der monatlichen Blutung der Östrogenspiegel sinkt, setzt die Migräneattacke ein. Diese Migräneform ist schwer zu behandeln, da sie weder auf schmerzstillende Medikamente noch auf Hormongaben zufriedenstellend

anspricht. Gerade bei Hormongaben kann sich das Geschehen sogar verstärken.
Bei Frauen mit menstrueller Migräne veränderte sich das Auftreten in den Wechseljahren gelegentlich. Manche berichteten von einem Rückgang der Attacken. Bei anderen hingegen tat sich gar nichts, einige Frauen bemerkten sogar eine Verschlechterung. Wie schon während der geschlechtsreifen Phase, helfen auch jetzt den Betroffenen keine Hormongaben, wie sich herausgestellt hat. Ohne jeglichen Nutzen ist auch die Entfernung von Eierstöcken oder Gebärmutter. Migränegeplagten Frauen helfen hier nur die klassischen Behandlungsmethoden einer Migräne, die am besten in einer guten Schmerzklinik oder ambulant bei einem Spezialisten erfolgen sollte.

Es gibt auch Frauen, die ihr ganzes Leben noch keine Migräne hatten und plötzlich in der Perimenopause damit konfrontiert werden. Auch hier spielt das Absinken des Hormonspiegels eine Rolle. Ob als Verursacher allerdings Östrogene oder Progesteron in Frage kommt, ist noch ungeklärt.
Auch etliche andere Arten von Kopfschmerz, wie beispielsweise der Clusterkopfschmerz – nur einseitig auftretende Attacken mit heftigen Schmerzen im Bereich von Schläfe und Auge –, hängen mit dem Hormon-

Bei manchen Frauen können während der Wechseljahre Migräneattacken auftreten, obwohl sie vorher so etwas nicht kannten. Ursache ist das Absinken des Hormonspiegels.

spiegel zusammen und können sich während der Perimenopause verschlimmern.

Während sich die meisten Symptome der Perimenopause nach einiger Zeit wieder geben, gibt es andere, die den Frauen auch in der Postmenopause und danach, vielleicht sogar zeitlebens, erhalten bleiben.

Beginnen wir mit einem Thema, das besonders viele Frauen das Klimakterium so fürchten lässt: das Körpergewicht. Beim Gedanken an eine Gewichtszunahme während der Wechseljahre geraten viele Frauen in Panik. Aber die wird unweigerlich eintreten, wenn Sie einfach weitermachen wie gewohnt. Sie kennen doch garantiert den Satz „Man ist, was man isst". Wie wahr. Und wer den Cremetörtchen statt Gemüse und Obst den Vorzug gibt, muss sich über wuchernde Pfunde nicht wundern. Denn was viele Frauen (und Männer) außer Acht lassen, ist die Tatsache, dass sich mit zunehmendem Alter der Stoffwechsel verändert. Er wird langsamer und entsprechend muss auch die Kalorienzufuhr gedrosselt werden. Es sind also nicht die Wechseljahre schuld, wenn Speckröllchen aus Ihrem Hosenbund quellen, sondern Sie selbst und Ihre Ernährungsweise. Denn falls Sie trotzdem wie gewohnt weiter essen, nach Herzenslust schlemmen, womöglich auch noch Ihre körperlichen Aktivitäten einschränken oder gar nichts tun, führt das zu pfundigen Konsequenzen. Solange Sie im Normalbereich bleiben, ist eine Gewichtszunahme von rund fünf Kilogramm positiv, da das Fettgewebe, wie Sie mittlerweile wissen, Östrogene produziert. Auf diese Weise können Sie den klimakterischen Beschwerden etwas entgegenwirken. Mehr noch: Sie können dem Brustkrebsrisiko vorbeugen. Aber: Es ist schon lange bekannt, dass die Gefahr eines Mammakarzinoms bei Übergewicht steigt. Nicht ganz klar war, welche Rolle das Ausmaß der Gewichtszunahme spielt. Antwort auf diese Frage gibt es ganz aktuell vom National Cancer Insititute Bethesda (USA). Die amerikanischen Forscher analysierten Daten von mehr als 99 000 Frauen, die sie seit 1996 unter Beobachtung hatten. Körpergröße und Gewicht wurden im Alter von 18, 35 und 50 Jahren festgehalten. Von den Studienteilnehmerinnen entwickelten 2 111 Frauen bis zum Jahre 2000 ein Mammakarzinom. Diese Frauen hatten kontinuierlich entweder bereits vom 18. Lebensjahr an zugenommen oder zwischen den Zeitsegmenten 18 bis 35 oder 35 bis 50, oder ab 50. Erstaunlicherweise erhöhte sich bei Frauen, die schon mit 18 Jahren übergewichtig waren, das Tumorrisiko nicht. Dieses Phänomen gilt es noch zu klären. Klar ist jedoch, wie wichtig eine gesunde Ernährung ist. Wie Sie sich abwechslungsreich und altersgerecht ernähren können, lesen Sie im Kapitel „Ernährung in den Wechseljahren“.

Mit dem Alter kommen nicht nur die Pfunde, sondern auch andere Erscheinungen wie graue Haare und Falten. Auf letztere hat sich die Pharmaindustrie gierig gestürzt, indem sie den Frauen einhämmerte, dass die nachlassende Östrogenproduktion Falten verursacht und demzufolge eine Östrogenzufuhr das jugendliche Aussehen zurückbringt. In Werbebroschüren und Anzeigen sind junge Frauen zu sehen, die gerade mal dem Zahnspangenalter entwachsen sind und garantiert nichts mit dem Klimakterium zu tun haben. Durchforstet man schließlich die Beipackzettel diverser Hormonpräparate, ist unter Nebenwirkungen zu lesen, dass die Einnahme dunkle Flecken im Gesicht oder gar Akne auslösen können. Ganz wie damals, als Sie die Pille zur Verhütung nahmen, erinnern Sie sich?

Faltenbildung ist nicht nur eine Folge von Östrogenmangel, sondern auch eine Frage der Gene.

Doch es gibt noch schlimmere Folgen: Zwar ist es richtig, dass eine nachlassende Östrogenproduktion an der Faltenbildung beteiligt ist. Tatsache ist aber, dass künstliche Hormone krebsfördernd sind. Welche Frau würde ernsthaft ein solches Risiko eingehen? Unsere Haut altert nun einmal mit den Jahren. Wir haben nicht mehr den Körper einer 20-Jährigen. Ob jemand viele oder wenige Falten hat, liegt auch in den Genen. Hatten Ihre Mutter und Großmutter noch bis ins hohe Alter schöne Haut? Wurden sie immer jünger geschätzt? Dann haben Sie gute Chancen, dass es bei Ihnen auch so ist. Wenn Sie dann noch auf Nikotin und Sonnenbäder verzichten und stattdessen ausreichend schlafen und sich entsprechend pflegen, kann auch Ihre Haut sich noch lange ein jugendliches Aussehen bewahren.

Das nächste Thema ist vielen Frauen unangenehm und wird häufig nur hinter vorgehaltener Hand diskutiert, manchmal sogar verschwiegen. Dabei muss das niemandem peinlich sein: die Blasenschwäche. Sie ist zweifelsohne eine Begleiterscheinung des Klimakteriums, sie kann sich mit der Zeit geben, bis sich der Hormonhaushalt eingependelt hat, kann aber auch bestehen bleiben. Rund zwei Drittel aller Frauen, so die Schätzungen von Urologen, haben während der Wechseljahre Probleme mit ihrer Blase. Dabei werden zwei Arten der Inkontinenz, wie die Blasenschwäche medizinisch heißt, unterschieden. Einmal die Dranginkontinenz, bei der Frauen ganz dringend eine Toilette aufsuchen müssen, weil sie das Gefühl haben, gleich platzt ihre Blase. Wenn sie dann versuchen, Wasser zu lassen, passiert wenig oder gar nichts. Anderes Szenario: Sie müssen urplötzlich ganz dringend Wasser lassen, finden so schnell keine Toilette und können den Harn nicht mehr halten. Mediziner vermuten, dass durch den sinkenden Östrogenspiegel der Körper stärker auf bestimmte Stoffe im Urin reagiert, weshalb der Harndrang so stark zunimmt.
Ursache ist eine Schwächung der Harnröhre, in der sich Östrogenrezeptoren befinden. Lässt aber die Östrogenproduktion nach, haben die Rezeptoren auch nichts, was sie aufnehmen können. Das führt zu einer Ausdünnung der

Harnröhrenwand, die an Stärke verliert. Die Muskelkontraktion funktioniert nicht mehr so gut, so dass der Urin nicht mehr ganz gehalten werden kann und ein Teil ins Höschen geht.
Eine andere Form der Blasenschwäche ist die Belastungsinkontinenz. Hier kann es beim Lachen, Husten, beim Hüpfen, Niesen, beim Treppensteigen oder Pressen zu einem unwillkürlichen Abgang kleiner Mengen Urin kommen. In diesem Fall führt der verminderte Östrogenspiegel zu einer schlechteren Durchblutung der Harnröhre, die sich dadurch verkürzt und nicht mehr ordentlich schließen kann.
Die Hoffnung, klimakterisch bedingte Blasenschwäche mit Hormonen zu behandeln, hat sich zerschlagen. Untersuchungen haben gezeigt, dass Hormongaben bei gesunden Frauen sogar eine Blasenschwäche auslösen können, bei bereits betroffenen verstärken sich die Beschwerden.
Auch Blasenentzündungen nehmen während und nach den Wechseljahren zu. Das liegt an den Veränderungen im Genital- und Harntrakt. Die Schleimhäute werden dünner und trockener, der ph-Wert in der Scheide steigt. Dadurch verliert der Säureschutzwall von Blase, Harnröhre und Vagina seine natürliche Abwehrfunktion. Bakterien und Keime können leichter in den Körper eindringen und Infektionen auslösen. Die schlechtere Durchblutung fördert zudem die raschere Vermehrung der Keime.

Blasenschwäche und Blasenentzündungen plagen viele Frauen während des Klimakteriums.

Noch ein Thema, über das Frauen ungern sprechen: über eine zunehmende Trockenheit der Scheide. Dabei ist das Untersuchungen zufolge kein so ein großes Dilemma für die meisten Frauen. Es stimmt zwar, dass der ph-Wert in der Scheide sinkt; Sie haben es gerade gelesen. Der erniedrigte Östrogenspiegel lässt außerdem die Vagina kleiner und verletzlicher werden, denn das sie umgebende Bindegewebe verliert an Elastizität. Die Schleimhäute werden dünner und trockener. Es können Juckreiz und Schmerzen entstehen. Trotzdem verändert sich die Befeuchtung bei sexueller Erregung kaum, es kann nur etwas länger dauern, bis Vagina und Schleimhäute feucht genug sind. Deshalb fühlen sich die meisten Frauen davon auch nicht beeinträchtigt. Sollte es beim Geschlechtsverkehr zu Problemen kommen, weil die Scheide nicht ausreichend feucht ist, gibt es genügend Hilfsmittel. Das Märchen von der vaginalen Trockenheit ist eher ein Relikt aus alter Zeit, in der die menopausale Frau als „vertrocknet" und asexuell abgestempelt wurde. Wichtig ist, dass Frauen sich von ihrem Arzt nicht vorab ins Boxhorn jagen lassen. Wenn Sie keine Probleme haben, lassen Sie sich keine einreden.

Und wie verhält es sich mit der Libido? Auch hier geistert noch immer das Vorurteil durch die Gesellschaft, dass eine Frau im Klimakterium an Sex nicht mehr interessiert ist. Was für ein Unsinn! Es kann aber sein, dass eine Frau während der Wechseljahre ganz andere Probleme bewältigen muss. Probleme mit dem Partner, wirtschaftliche Sorgen,

Mangel an Zärtlichkeit – das alles sind Faktoren, die zu einem Rückgang sexueller Aktivitäten führen können. Wer den Kopf voller Probleme hat, kann seinen Körper nicht genießen. Liebe und Lust zu erleben und zu geben bleiben indes ein Leben lang erhalten. Insofern wäre es auch hier fatal, mit Hormonpräparaten einzugreifen, die nichts, aber auch gar nichts bewirken. Lesen Sie mehr dazu im Kapitel „Lust und Liebe neu erleben".

Bevor wir zum nächsten Kapitel übergehen, beschäftigen wir uns noch mit einem Thema, das die Gemüter in den vergangenen Jahren heftig in Wallung brachte: die Osteoporose, im Volksmund auch Witwenbuckel genannt.
Da die Menopause mit ihrer nachlassenden Hormonproduktion angeblich an allem schuld ist und damit auch die Verantwortung für die Osteoporose trägt, kreierte die Pharmaindustrie bereits in den 40er-Jahren des vorigen Jahrhunderts in Amerika flugs eine neue Krankheit. In angsteinflößenden Broschüren wurden den Frauen düstere Zukunftsprognosen gestellt, sollten sie an Osteoporose erkranken. Ihnen drohten Bettlägerigkeit, Abhängigkeit und Tod. Mit Hormonen, so konnte man aber schnell erfahren, könne diese furchtbare Bedrohung abgewendet werden. Der geschickte Trick mit den Ängsten der Frauen verfehlte nicht seine Wirkung. Jahrelang bombardierten die Pharmahersteller die Frauenärzte mit immer neuen furchterregenden Nachrichten, dass ihre Patientinnen binnen Kürze wie Quasi-

modo herumlaufen würden, wenn sie nicht sofort mit einer Hormontherapie begännen. Wohlgemerkt, ohne dass jemals die geringsten wissenschaftlichen Beweise auf den Tisch gelegt worden wären. Die Mediziner wurden geschult, auf Kosten der Pharmaunternehmen versteht sich, und verbreiteten mit Lichtgeschwindigkeit ihr neu erworbenes Wissen auf Kongressen, Seminaren und selbstverständlich in ihren Praxen. 1993 platzierte die Weltgesundheitsorganisation WHO die Osteoporose als eine der zehn wichtigsten Krankheiten, die es zu bekämpfen galt, auf ihre Liste. Wie einst 1981, als die WHO die Wechseljahre als Östrogenmangelkrankheit auf ihren Index setzte. Daraufhin ließen unzählige Frauen auf ärztliches Anraten Tests zur Knochendichte machen, um ihr Risiko bestimmen zu lassen. Das Geschäft boomte, ganz im Sinne der Ärzte und Pharmaindustrie. Bis den Krankenkassen der Kragen platzte, weil die Kosten für diese Tests explodierten. Zu Beginn des neuen Jahrtausends ergriffen sie restriktive Maßnahmen, und die Patientinnen müssen nun solche Untersuchungen aus eigener Tasche bezahlen, sofern sie aus rein prophylaktischen Gründen geschehen. Bis dahin haben sich aber Ärzte und Pharmafirmen die Hände gerieben und freuten sich über ihre stattlichen Bankkonten. Denn wie immer geht es um nichts anderes als um Geld, viel Geld.

Verstehen Sie mich nicht falsch: Die Osteoporose ist eine ernstzunehmende Krankheit. Doch es sind weltweit weitaus weniger Menschen davon betroffen, als man uns glauben machen möchte. Und noch etwas: Die Mär, dass nur Frauen in der Menopause davon betroffen seien, ist längst als Lüge entlarvt worden. Inzwischen hat man entdeckt, dass auch Männer eine Osteoporose entwickeln. Eine Erkenntnis, die die Pharmaindustrie erfreut zu nutzen wusste. Wurde damit der Kreis der potenziellen Patienten um ein Vielfaches größer.

Doch die Wissenschaft hat ihnen hier einen Strich durch die Rechnung gemacht. Nach dem neuesten Forschungsstand darf eine Hormontherapie heute nicht mehr zur Vorbeugung von Osteoporose eingesetzt werden. Wie sich in Langzeituntersuchungen herausgestellt hat, scheint nur eine langfristige Gabe tatsächlich zu nützen. Diese Langzeiteinnahme aber birgt das Risiko, an Brustkrebs zu erkranken. Zusätzlich erhöht sich während der Hormongabe das Risiko von Thrombosen, Herzinfarkt und Schlaganfall. Wie Sie Osteoporose vorbeugen und wer gefährdet ist, erfahren Sie im nächsten Kapitel.

Hormone dürfen nicht als Vorbeugung gegen Osteoporose eingesetzt werden.

Übrigens: Sowohl die Osteoporose als auch die Wechseljahre als Östrogendefizitkrankheit sind heute von der Liste der zehn wichtigsten Krankheiten der WHO verschwunden. Doch eine gewisse Unsicherheit ist bei vielen Frauen geblieben, die auch leider weiterhin von Ärzten und Pharmaindustrie weidlich ausgenutzt wird.

Test: Bin ich schon in den Wechseljahren?

Dieser Test kann Ihnen erste Hinweise darauf geben, ob sich Ihr Körper bereits in einer hormonellen Umstellung befindet. Beantworten Sie die Fragen einfach mit „Ja“ oder „Nein“.

	Ja	Nein
Hat sich Ihr monatlicher Zyklus verändert?		
Ist der Zyklus verkürzt?		
Hat sich der Zyklus verlängert?		
Leiden Sie unter Zwischenblutungen?		
Sind die Blutungen stärker geworden?		
Haben Sie Hitzewallungen oder plötzliche Schweißausbrüche?		
Leiden Sie neuerdings unter Ein- oder Durchschlafstörungen?		
Sind Sie tagsüber müde und gereizt?		
Sind Sie plötzlich vergesslich?		
Hat Ihr Konzentrationsvermögen nachgelassen?		
Fühlen Sie sich in letzter Zeit häufiger grundlos deprimiert?		
Reagieren Sie manchmal gereizt und aufbrausend?		
Leiden Sie manchmal unter unerklärlichem Herzrasen?		
Sind Sie oft schnell erschöpft, obwohl Sie nicht über Gebühr gearbeitet haben?		

	Ja	Nein
Haben Sie an Körpergewicht zugelegt?		
Haben Sie Beschwerden während des Geschlechtsverkehrs, weil Ihre Scheide zu trocken ist?		
Hat Ihr sexuelles Lustempfinden nachgelassen?		
Sind Haut und Schleimhäute insgesamt trockener geworden?		
Leiden Sie unter häufigem Harndrang?		
Haben Sie Schwierigkeiten den Harn zu halten?		
Leiden Sie häufiger unter Blasenentzündungen?		
Leiden Sie unter Haarausfall oder verstärktem Haarwuchs im Gesicht?		

Ergebnis:

Wenn Sie mehrere Fragen mit „Ja" beantworten, kann das ein Hinweis darauf sein, dass sich Ihr Körper in den Wechseljahren und damit in einer Hormonumstellung befindet. Falls Sie Hilfe benötigen, wenden Sie sich bitte an Ihren Gynäkologen oder Ihre Gynäkologin.

5 Hilfe bei Beschwerden

Da jede Frau ihre Wechseljahre auf ihre ganz persönliche Weise erlebt, wird auch jede Frau ihren eigenen Weg finden, mit Beschwerden umzugehen und fertig zu werden. Die beste Voraussetzung für das Klimakterium ist es, positiv in diese Lebensphase zu gehen. Sagen Sie ja zum Älterwerden, denn ändern können Sie es ohnehin nicht. Je entspannter und gelassener Sie die Veränderungen Ihres Körpers hinnehmen, desto weniger Beschwerden treten auf.

Sagen Sie ja zu den Wechseljahren. Gehen Sie positiv und entspannt in diese neue Lebensphase.

Bevor wir zum praktischen Teil übergehen, möchte ich Sie noch vor künstlich hergestellten Phytoöstrogenen warnen. Wenn von Phytoöstrogenen die Rede ist, sollten Sie immer den natürlichen Pflanzenöstrogenen den Vorzug geben.

Phytoöstrogene sind in hoher Zahl vor allem in Sojabohnen und deren Produkten sowie in Rotklee zu finden. Beide enthalten Isoflavone, deren chemische Struktur den menschlichen Östrogenen ähnelt. Aufmerksam wurde man auf die Stoffe durch Untersuchungen im asiatischen Raum, besonders in Japan. Dort leiden Frauen kaum unter Wechseljahrbeschwerden, Hitzewallungen sind so gut wie unbekannt, wie Sie auch schon im Kapitel „Wechseljahre – Die umgekehrte Pubertät“ gelesen haben.

Man vermutet, dass es die sojareiche Ernährung ist, die die Frauen vor derlei Beschwerden schützen und empfahl den Europäerinnen, sich wie die Asiatinnen ebenfalls sojareich zu ernähren. Dagegen war und ist auch nichts einzuwenden. Sojaprodukte schmecken exzellent, sind gesund, wie überhaupt die gesamte asiatische Küche (weil sehr gemüse- und fischreich), die darüber hinaus ein Herz für Ihre Figur hat. In Asien werden täglich 15 bis 50 mg Isoflavone in Form von fermentierten Soja-Produkten verzehrt wie Tofu (Bohnenquark), Miso (Paste aus Sojabohnen und Schimmelpilzen), Natto (aus vergorenen Sojabohnen), Yuba (Blätter aus Sojabohnenmilch) und natürlich die Sojasauce.
Nun machte sich die Pharmaindustrie wieder ans Werk, ließ diese Menge an Isoflavonen einfach in eine Kapsel packen und ein neuer lukrativer Markt war eröffnet. Insofern wimmelt es seit einigen Jahren in Drogerien, Apotheken und im Internet geradezu von Soja- und Rotkleepräparaten, die als nebenwirkungsfreie Alternative zur Hormonersatztherapie angepriesen werden. Besonders beliebt waren in jüngster Zeit Kapseln, die sowohl Soja als auch Rotklee enthielten. Bei all diesen Präparaten handelt es sich um Nahrungsergänzungsmittel, die, anders als Medikamente, kein Zulassungsverfahren durchlaufen und daher auch nicht auf ihre Wirksamkeit oder Unschädlichkeit geprüft werden.
Viele Frauen, die den Versprechungen erlegen sind und diese Präparate eingenommen haben, klagten jedoch bald über Nebenwirkungen: Allergien, Muskelschmerzen, Übel-

keit, Schwindel, erhöhten Blutdruck, Atemnot, Hautausschlag, Schweißausbrüche, Angstzustände, Ekzeme. Aufgrund der zahlreichen Beschwerden wurde das Bundesamt für Verbraucherschutz und Lebensmittelsicherheit (BVL) aufmerksam und aktivierte das Bundesinstitut für Risikobewertung (BfR), das schließlich eine ganze Reihe von Studien auswertete. Das Ergebnis war ernüchternd: Isoliert eingenommene Isoflavone bergen erhebliche Gefahren. So berichtet das BfR von einer Beeinträchtigung der Schilddrüse und von Veränderungen des Brustgewebes, die eine Entwicklung von Brustkrebs begünstigen können. Da Frauen vor und nach der Menopause ohnehin einem höheren Brustkrebsrisiko ausgesetzt sind, rät das BfR von der Einnahme solcher Soja- und Rotkleeprodukte dringend ab.

Hier zeigt sich wieder einmal, dass es keinen Sinn ergibt, ja sogar gefährlich sein kann, wenn einzelne Stoffe einfach isoliert werden, im Glauben, damit eine besondere Effektivität zu erreichen. Wenn es denn wirklich stimmt – und diesbezüglich gibt es immer noch keine aussagekräftigen Langzeitstudien –, dass Soja bei klimakterischen Problem hilfreich ist, dann nur, wenn Sie das Original nehmen. Also die Sojabohne und deren Produkte wie Tofu, Miso, Natto, Yuba und Sojasauce.

5.1 Hitzewallungen

Kommen wir nun aber endlich zu den Beschwerden, die Ihnen das Leben unangenehm machen können. Zu den am lästigsten empfundenen klimakterischen Erscheinungen gehören nach Aussage der meisten Frauen Hitzewallungen und nächtliche Schweißausbrüche. Die Hautgefäße weiten sich, Sie verspüren einen heftigen Wärmeschub, der meist von Brust, Nacken und Gesicht ausgeht und sich dann über den ganzen Körper verteilt. Viele Frauen haben gleichzeitig Herzklopfen. Aber keine Angst, das ist eine normale Reaktion des Kreislaufs und kein Zeichen für eine Herzerkrankung. Ebenso schnell wie das Herzklopfen gekommen ist, vergeht es auch wieder. Es entsteht durch Adrenalinausschüttung, die zu einer schnelleren Abkühlung beitragen soll.

Die Hitzewallungen dauern durchschnittlich drei Minuten, können aber in Ausnahmefällen auch bis zu einer Stunde anhalten. Das Unangenehme daran ist, dass die Wellen, wie sie flapsig genannt werden, Sie aus heiterem Himmel überfallen. Zu jeder Tages- und Nachtzeit. Sie können mehrmals täglich, ja sogar mehrmals stündlich auftreten, um dann wieder für Wochen zu verschwinden. Kaum atmen Sie erleichtert auf, dass der Spuk vorbei ist, rollt die nächste Welle an. Sie müssen also ziemlich viel Geduld aufbringen. Um tagsüber davor gewappnet zu sein, sollten Sie ab sofort den Zwiebellook favorisieren. Wenn Ihnen warm wird, Stück für Stück ausziehen, bis Sie sich wieder wohl fühlen. Naturmaterialien sind jetzt besser als Synthetik, da Kunstfasern den Schweiß nicht so gut aufsaugen. Deponieren Sie an Ihrem Arbeitsplatz Ersatzkleidung: Unterwäsche und eventuell Oberteile, damit Sie sich, wenn es ganz schlimm kommt, umziehen können. Kühlen Sie während einer Hitzeattacke Stirn, Nacken und Handgelenke mit kaltem Wasser oder Eiswürfeln.

Tragen Sie Ihre Wellen mit Fassung. Je souveräner Sie damit umgehen, vor allem im Berufsleben, desto besser.

Im Berufsleben sind Hitzewallungen besonders unangenehm, falls sie beispielsweise während Besprechungen auftreten. Trotzdem sollten Sie das Problem nicht schamhaft verschweigen. Stehen Sie zu Ihren Hitzeattacken, und sagen Sie den Kollegen Bescheid, warum sie (trotz niedriger Temperatur) jetzt Ihre Jacke ausziehen oder darum bitten, ein Fenster öffnen zu können. Je offener Sie damit umgehen, desto selbstverständlicher wird es auch für die anderen. Halten Sie die Raumtemperatur im Büro und zu Hause so niedrig wie möglich. Vor allem das Schlafzimmer sollte nicht über 18 Grad warm sein, damit Sie eine Chance zum Durchschlafen haben. Falls Sie doch schweißgebadet aufwachen, dann nützt es nichts, ziehen sie frische Nachtwäsche an (am besten immer Ersatz am Bett bereithalten, damit Sie nicht unnötig aufstehen müssen), und versuchen Sie, rasch wieder einzuschlafen. Während der heißen Sommermonate richten Sie sich am besten ein kühles Plätzchen

ein, wohin Sie sich während einer Wallung zurückziehen können.
Vermeiden Sie alles, was Sie zusätzlich erhitzen würde: Heiße Mahlzeiten, scharfe Gerichte, heiße Getränke, Alkohol, Kaffee, hitzige Debatten, Stress. Trinken Sie etwas mehr Wasser, das führt zu einer inneren Abkühlung. Legen Sie ein Tagebuch an und schreiben Sie auf, wann Hitzewallungen auftreten. Das hilft, Auslöser herauszufinden und künftig zu vermeiden. Gehen Sie so oft Sie können an die frische Luft, treiben Sie Sport. Untersuchungen haben gezeigt, dass Frauen, die sportlich aktiv sind, weniger unter Hitzewallungen leiden als andere.

Kräuter und Co. gegen die Wallungen

Es gibt eine ganze Reihe von Kräutern und Pflanzen, die gegen Wechseljahrsbeschwerden helfen. Wirksam sind vor allem die Kräuter, die die bereits angesprochenen Phytohormone enthalten. Auch wenn die pflanzlichen Botenstoffe nachweislich milder wirken, sind es dennoch Hormone und sollten dementsprechend vorsichtig eingenommen werden. Auch reagiert nicht jede Frau gleich auf ein und denselben Tee. Am besten wäre es, Sie könnten mit einem Kräuterkundigen zusammenarbeiten, der Ihnen Tees für Ihre ganz persönlichen Bedürfnisse zusammenstellt. Von Phytoöstrogenen in Tablettenform rate ich Ihnen ab. Am Beispiel von Soja und Rotklee aus dem vorherigen Kapitel zeigt sich deutlich, dass es nicht ungefährlich ist, die Inhaltsstoffe von Pflanzen oder Lebensmitteln zu isolieren und in Tablettenform zu sich zu nehmen. Deshalb ein grundsätzlicher Rat: Nehmen Sie keine industriell gefertigten Präparate, bleiben Sie bei der Natur, ganz gleich ob es sich um Lebensmittel, Kräuter oder Pflanzen handelt. Generell sind alle Pflanzen mit Phytohormonen zur Behandlung von Hitzewallungen geeignet. Die folgenden wirken jedoch besonders intensiv: Traubensilberkerze, Hopfen, Rotklee und Weinraute. Gegen Schweißausbrüche sind Salbei, Dong Quai und Ysop hilfreich. (Am Ende dieses Kapitels finden Sie eine Tabelle von Pflanzen und Nahrungsmitteln mit ihren hormonellen Wirkstoffen.)

Zu den populärsten Kräutern in der chinesischen Volksheilkunde gehört **Dong Quai** (Angelica sinensis), auch als Ginseng für Frauen bezeichnet. Dieses Kraut spielt schon seit über 2000 Jahren eine elementare Rolle in der TCM, der Traditionellen Chinesischen Medizin. Die Pflanze enthält Phytoöstrogene mit einer besonderen Fähigkeit: Sie passen sich dem jeweiligen Hormonspiegel der Frauen an. Ist der Östrogenspiegel niedrig, aktiviert Dong Quai die Produktion, sind die Werte zu hoch, werden sie durch die Phytoöstrogene der Dong Quai-Pflanze zurückgefahren. Dong Quai bewährt sich während des Klimakteriums nicht nur bei Hitzewallungen, sondern auch beim Ausbleiben der Monatsregel. In China wird das Kraut wegen seiner vielfältigen Eigenschaften von den meisten Frauen ein

Leben lang eingenommen. Sie haben die Wahl, Donq Quai als Tee (drei- bis fünfmal täglich eine Tasse) oder als Tinktur (drei- bis fünfmal täglich 15 Tropfen) einzunehmen.

Die **Traubensilberkerze** (lat. Cimicifuga racemosa) wird auch Silberkerze, Wangenkraut oder Wanzenkraut genannt. Dank ihres wenig angenehmen Geruchs vertreibt sie Wanzen. Sie stammt aus Kanada und den USA, wird jedoch seit dem 19. Jahrhundert auch in Europa kultiviert. Es gibt umfangreiche Untersuchungen zu dieser Pflanze, und man stellte vor allem eine positive Wirkung bei Hitzewallungen, Reizbarkeit und Schlafstörungen fest. Obwohl die Traubensilberkerze im Allgemeinen gut verträglich ist, wurden auch Nebenwirkungen beobachtet wie Magenbeschwerden, Wiederauftreten der Monatsblutung und Kopfschmerzen. In solchen Fällen sollten Sie einen Arzt aufsuchen.
Ein Tee lässt sich leicht zubereiten: Einen Teelöffel getrocknete Wurzel mit einer Tasse Wasser (eine Tasse entspricht 150 ml) zum Kochen bringen und 15 Minuten köcheln lassen. Abseihen. Dreimal täglich eine lauwarme Tasse trinken. Nach zwei bis vier Wochen tritt die Wirkung ein, also nicht ungeduldig werden.
Achtung! Nicht anwenden bei hormonabhängigen Erkrankungen wie Brust-, Eierstock- und Gebärmutterkrebs.

Den **Rotklee** kennen Sie mit Sicherheit noch aus Kindertagen, als Sie über Wiesen gestromert sind, um nach vierblättrigen Kleeblättern Ausschau zu halten. Klee, rot und weiß, diente bislang in erster Linie als eiweißreiche Futterpflanze für Tiere. In den Kräuterbüchern des 15. und 16. Jahrhunderts wurde der Klee allerdings schon lobend erwähnt. Die Menschen setzten ihn gegen Bronchitis, zur Blutreinigung und bei Weißfluss ein. Später geriet die Pflanze in Vergessenheit. Erst vor ein paar Jahren wurde die hormonelle Wirkung des Rotklees entdeckt.

Für einen Tee übergießen Sie zwei Teelöffel des getrockneten Krautes mit einer Tasse kochendem Wasser, zehn bis 15 Minuten ziehen lassen, abseihen. Täglich drei Tassen warm trinken. Nicht zu heiß, sonst laufen Sie Gefahr, eine Hitzewallung auszulösen. Wenn Sie mögen, können Sie den Rotklee im Sommer (Blütezeit Juni bis September) auch selber sammeln. Wenn Sie die Blüten und Blätter über einen Salat streuen oder unter Quark sowie Joghurt mischen, bekommen Sie Ihre Hormone sozusagen frisch auf den Tisch.

Wenn Sie gerne mit Kräutern werkeln, können Sie auch eine Tinktur aus Rotklee herstellen (oder aus den anderen Kräutern und Pflanzen, die Herstellung ist immer dieselbe). Tinkturen, auch alkoholische Auszüge genannt, wirken stärker als Tees. Insofern ist auch die Dosierung niedriger als bei einem Tee. Versuchen Sie doch mal Ihr Glück: Schneiden oder mahlen Sie 120 g getrocknete Blüten und Blätter fein und geben Sie sie in ein gut verschließbares Gefäß. Falls Sie frische Pflanzen verwenden, müssen Sie die doppelte Menge rechnen. Darüber gießen Sie nun einen halben Liter hochprozentigen Alkohol (Wodka, Doppelkorn, Weingeist). Das Gefäß dann gut verschlossen an einem warmen Ort zwei Wochen stehen lassen. Zweimal täglich kräftig durchschütteln. Nach zwei Wochen diesen Sud in eine dunkle Glasflasche filtern. Das geht sowohl mit einem Kaffeefilter als auch einem Mulltuch. Dicht verschließen und beschriften. Von dieser Tinktur nehmen Sie dreimal täglich 15 Tropfen.

Biertrinkern ist der **Hopfen** natürlich wohlbekannt. Seit Anfang des 14. Jahrhunderts ist er fester Bestandteil der Brauereien. Er gibt dem Bier den typisch herben Geschmack. Der Hopfen ist eine alte Heilpflanze, die schon im 9. Jahrhundert kultiviert wurde. Die mittelalterlichen Kräuterbuchautoren lobten den Hopfen ob seiner blutreinigenden, harntreibenden und verdauungsfördernden Wirkung. Außerdem wurde er bei Schlaflosigkeit, Reizbarkeit, bei Magen- und Leberleiden sowie bei Gicht, Würmern und Wassersucht geschätzt.
Hopfenextrakte findet man heute auch als Zusatz in Shampoos und Cremes. Verwendet werden ausschließlich die Hopfenzapfen. Übergießen Sie für einen Tee zwei Teelöffel Zapfen mit 150 ml heißem Wasser, zugedeckt ziehen lassen und nach zehn Minuten abseihen. Zwei bis drei Tassen täglich trinken.
Achtung! Bei depressiven Zuständen sollten Sie auf diesen Tee verzichten, da er unter Umständen die Depressionen verstärken kann.

Im Altertum und im Mittelalter war die **Weinraute** eine sehr geschätzte Heilpflanze. Sie fehlte in keinem Kloster, da sie als unentbehrlich galt. Viele sagten ihr Zauberkräfte nach, die vor Verfolgungen des Teufels schützen sollten. Als Abtreibungsmittel war sie vor allem in Frankreich bekannt. Ansonsten setzte man die Weinraute zur Geburtserleichterung ein, gegen Asthma, Fallsucht (Epilepsie), Ohrkrankheiten, Wurmbefall. Später wurden Salben gefertigt, die bei Geschwüren oder Augenerkrankungen aufgetragen wurden.
Einen Tee bereiten Sie mit einem Teelöffel des Krautes zu, den Sie mit 150 ml kochendem Wasser übergießen. Zehn Minuten ziehen lassen, abseihen und dreimal täglich eine Tasse trinken. Mehr nicht. Die Weinraute enthält Stoffe (Furanocumarine), die eventuell eine erhöhte UV-Empfindlichkeit auslösen.
Achtung! Nicht für Schwangere geeignet, da Abortgefahr droht.

Bekannt für ihre kühlende Wirkung ist die **Lindenblüte**, insofern ein perfektes Mittel gegen Hitzewallungen. Einen Teelöffel der Blüten mit kochendem Wasser übergießen, zehn Minuten ziehen lassen, abseihen und drei Tassen täglich, jeweils nach den Mahlzeiten, trinken.

Ebenso berühmt für eine abkühlende Wirkung sind **Minzgewächse**. Geben Sie reichlich davon über Salate, Gemüse und in Quarkspeisen. Trinken Sie täglich Pfefferminztee: Ein gehäufter Teelöffel mit 150 ml kochendem Wasser übergießen, zehn Minuten ziehen lassen und so oft Sie wollen davon trinken. Tragen Sie stets ein Fläschchen Pfefferminzöl in Ihrer Tasche. Bei einer Hitzewelle ein paar Tropfen des ätherischen Öls auf ein Taschentuch träufeln und tief einatmen. Auch ein, zwei Tropfen auf den Schläfen verreiben hilft.

Kommen wir nun zu den beiden Pflanzen Salbei und Ysop, die sich insbesondere bei nächtlichen Schweißausbrüchen bewähren.
Ein absoluter Klassiker unter den Schweißhemmern ist **Salbei**, ein beliebtes Würzkraut aus dem Mittelmeerraum, das aber auch in unseren Regionen gut gedeiht. Die heilenden Wirkstoffe finden sich allerdings nur beim echten Salbei, nicht bei den Zierpflanzen, die Gartenmärkte anbieten. Falls Sie Salbei zum Würzen verwenden, sollten Sie beim Einkauf darauf achten, dass er frisch ist. Teezubereitung: einen Teelöffel getrocknete Salbeiblätter mit 150 ml heißem Wasser übergießen, zehn Minuten ziehen lassen, abseihen. Zur Behandlung gegen den Nachtschweiß trinken Sie eine kalte (!) Tasse Tee zwei Stunden vor dem Zubettgehen.

Den **Ysop**, ein Halbstrauch mit blauen bis violetten Blüten, kennen Sie vielleicht besser unter dem Namen Eisen- oder Bienenkraut. Auch diese Pflanze hat eine schweißhemmende Wirkung. Probieren Sie einen Tee aus: Einen Teelöffel mit getrocknetem Kraut mit 150 ml kochendem Wasser übergießen, zehn Minuten ziehen lassen, abseihen. Kurz vor dem Schlafengehen eine lauwarme Tasse Tee trinken.

Gegen Hitzewallungen und Schweißausbrüche helfen Traubensilberkerze, Hopfen, Rotklee, Weinraute, Salbei, Dong Quai und Ysop.

Wenn Sie neben den Hitzewallungen auch noch andere Beschwerden haben, wie Blasenschwäche, Schlafprobleme, trockene Haut, Erschöpfungszustände, oder wenn Ihr Gedächtnis nicht mehr so gut funktioniert, sollten Sie es mit folgender Teemischung versuchen:
40 g Ginseng, 15 g Rotklee, 15 g Beinwell, jeweils 10 g Baldrian und Ginkgo, je 5 g Labkraut und Weißdorn. Pro Tasse einen Esslöffel mit 150 ml heißem Wasser übergießen, zehn Minuten ziehen lassen, abseihen. Drei- bis fünfmal täglich eine Tasse trinken. Mindestens vier bis sechs Wochen lang. Denn es kann eine Zeitlang dauern, bis die Wirkung einsetzt.
Eine weitere Teemischung bekämpft Hitzewallungen und Schweißausbrüche, depressive Verstimmung, Kopfschmerzen und Menstruationsbeschwerden: 40 g Traubensilberkerze, je 15 g Angelika- und Johanniskraut, jeweils 10 g Salbei und Nachtkerze, je 5 g Hopfen und Weinraute. Auch hiervon einen Esslöffel pro Tasse mit 150 ml heißem Wasser übergießen, nach zehn Minuten abseihen und drei bis fünf Tassen täglich trinken.

Auch Wasser hilft

Wasser ist nicht nur zum Waschen da, sondern auch ein wunderbares Therapeutikum, wie Pfarrer Sebastian Kneipp im 18. Jahrhundert erkannte und aus dessen Erkenntnissen die Kneipp-Kur hervorging, die heute noch weltweit begeisterte Anhänger hat. Es gehört allerdings eine gehörige Portion Überwindung dazu, seinen warmen Körper mit diesen kalten Güssen zu traktieren. Versuchen Sie es trotzdem, denn die regelmäßigen Kaltanwendungen vertreiben Ihre Hitzewallungen und machen Ihren Körper stressresistenter. Durch das kalte Wasser gerät der Körper nämlich in einen Schockzustand, der dazu führt, dass die Stresshormone Cortisol und Adrenalin kräftig ansteigen. Wird diese Prozedur regelmäßig durchgeführt, gewöhnt sich der Körper an den Stress und härtet ab.

Tasten Sie sich langsam vor und beginnen Sie mit einem kalten Armbad. Das ist nicht ganz so drastisch wie der Ganzkörperguss. Stellen Sie einen Stuhl vor das Waschbecken und probieren Sie die für Sie bequemste Sitzposition aus. Dann füllen Sie das Waschbecken mit 18 Grad (oder auch darunter, wenn Sie es vertragen) kaltem Wasser. Legen Sie die Arme ins Wasser, das bis zur Mitte der Oberarme reichen sollte. Nun zehn Sekunden lang die Hände leicht im Waschbecken bewegen. Danach die Arme herausnehmen und an der Luft trocknen lassen. Der Vorteil dieser Variante ist, dass Sie sie nahezu überall durchführen können.

||| Wichtig zu wissen!

Beim Kneippen ist grundsätzlich zu beachten:

- Kaltes Wasser nie auf kalte Haut.
- Das Badezimmer muss eine angenehme Raumtemperatur haben von 19 bis 21 Grad.
- Nehmen Sie sich ausreichend Zeit.
- Sollte Ihnen während einer Anwendung schwarz vor Augen oder schwindelig werden, oder Sie beginnen zu frösteln, dann brechen Sie die Behandlung sofort ab. Legen Sie sich hin, atmen Sie tief durch, bis alles wieder normal ist.
- Keine Kaltanwendung bei Nieren- und Blaseninfekten oder bei Wirbelsäulenverspannung und Ischiasreizungen.
- Eine Stunde vor und nach einer Kneipp-Anwendung nichts essen.
- Kaffee, Tee und Nikotin sind dem Kneippen unzuträglich, weil sie so stark auf die Gefäße wirken, dass diese nicht mehr richtig auf die Wasserreize reagieren können.

Und nun zur Kaltabgießung: Den Duschkopf von der Dusche abschrauben, so wird der Reiz des Wasserstrahls intensiver. Wassertemperatur auf 18 Grad einstellen (oder weniger, wenn Sie hart im Nehmen sind). Beginnen Sie am rechten Fußknöchel, dann den Strahl langsam an der Beinaußenseite bis zur Hüfte führen, danach den rechten und den linken Arm bis zur Schulter (erst außen, dann innen) führen. Den Körper im Uhrzeigersinn abgießen. Dann den Strahl über die rechte Oberkörperseite zur rechten Schulter leiten, so dass jetzt ein Teil des Wassers nach hinten über den Rücken fließt. Nun folgt die gleiche Prozedur auf der linken Seite. Zum Schluss wird das Gesicht abgestrahlt. Wenn Sie fertig sind, rasch abtrocknen, Bademantel überziehen und für mindestens 20 Minuten nachruhen.

Schüßlersalze

Falls ich Ihnen das Kneippen gar nicht schmackhaft machen kann, keine Sorge. Es gibt noch mehr Möglichkeiten, mit alternativen Mitteln gegen Hitzewallungen vorzugehen. Zum Beispiel mit Schüßlersalzen. Sie wurden von dem Arzt Wilhelm Heinrich Schüßler (1821–1891) entwickelt, der, obwohl Schulmediziner, zunächst ein glühender Verfechter der Homöopathie war. Mit der Zeit fand er sie allerdings zu kompliziert, und er suchte eine einfachere Behandlungsmethode. Diese Suche führte ihn zu zwölf Mineralstoffverbindungen im Körper, die in der Lage waren, Krankheiten zu heilen, wie er in zahlreichen Versuchen nachwies. Damit gab es neben der Homöopathie auch die Biochemie nach Schüßler, später einfach nur noch Schüßlersalze genannt. Hergestellt werden die Salze nach dem homöopathischen Potenzierungsprinzip. Das heißt stufenweise Verdünnung durch Reiben, Zerkleinern, Schütteln. Das ist aber die einzige Ähnlichkeit mit der Homöopathie. Denn für seine Heilmittel verwendete Schüßler ausschließlich körpereigene Stoffe. Und das ist bis heute so geblieben. Die Homöopathie hingegen bedient sich auch chemisch hergestellter Materialien, verwendet Gifte, Mineralien und tierische Substanzen. Schüßler hatte zeit seines Lebens nur mit seinen zwölf Salzen therapiert. Nach seinem Tod kamen noch zwölf Ergänzungsmittel hinzu sowie Salben zur äußerlichen Anwendung.

Gegen Hitzewallungen können Sie die Salze
- Nr. 1 Calcium Fluoratum,
- Nr. 2 Calcium Phosphoricum,
- Nr. 3 Ferrum Phosphoricum oder
- Nr. 24 Arsenum Jodatum

einsetzen. Behandlungsschema: Als Potenz empfiehlt sich bei allen Salzen die D12. Nehmen Sie drei- bis fünfmal täglich eine Tablette pro Salz. Sie können problemlos auch mehrere Salze einnehmen. Die Tabletten müssen gelutscht werden, damit sie von der Mundschleimhaut aufgenommen werden. Geschluckt sind sie absolut wertlos. Eine halbe Stunde vor und nach der Einnahme sollten Sie weder essen noch trinken. Falls Sie sich nicht mit Schüßlersalzen auskennen, ist es ratsam, einen Arzt oder Heilpraktiker aufzusuchen, der sich auf die Salze spezialisiert hat und ein eigens auf Sie zugeschnittenes Therapiekonzept aufstellt.

Bei Schweißausbrüchen bewähren sich die Salze
- Nr. 11 Silicea,
- Nr. 20 Kalium Aluminium Sulfuricum,
- Nr. 22 Calcium Carbonicum oder
- Nr. 23 Natrium Bicarbonicum.

Für Potenz, Dosierung und Einnahme gilt dieselbe Regelung wie für die Hitzewallungen. Was die Einnahmedauer angeht, müssen Sie einen langen Atem mitbringen. Schüßlersalze wirken nicht über Nacht. Drei bis vier Monate sollten Sie die Salze mindestens einnehmen, um festzustellen, ob eine Wirkung eintritt. Wenn Sie dann eine Pause einlegen, werden Sie vermutlich sehr rasch feststellen, ob die Beschwerden wiederkehren. Fangen Sie dann mit der Einnahme umgehend wieder an.

Homöopathie

Wechseln wir von den Schüßlersalzen zur Homöopathie. Auch hier gibt es einige Präparate, die Ihnen helfen. Allerdings ist bei diesen wieder Ihre Geduld gefragt. Bei homöopathischen Mitteln empfehle ich Ihnen dringend, sich mit einem fachkundigen Heilpraktiker oder Arzt zu beratschlagen, da bei der Einnahme auch unerwünschte Nebenwirkungen auftreten können. Folgende Mittel helfen bei Hitzewallungen:

- Acidum sulfuricum (Schwefelsäure),
- Agnus castus (Keuschlamm),
- Belladonna (Tollkirsche),
- Glonoinum (Nitroglycerin),
- Lachesis (Gift vom Buschmeister),
- Pulsatilla (Küchenschelle),
- Sanguinaria (Kanadische Blutwurzel),
- Sepia officinalis (Tintenfisch).

Einnahmeschema: Potenz D6, dreimal täglich zehn Tropfen, 10 Globuli, eine Tablette oder eine Messerspitze Pulver. Für welches Mittel Sie sich entscheiden, hängt davon ab, welches am besten zu Ihrer Situation und Ihren Beschwerden passt. Lesen Sie deshalb genau die einzelnen Beschreibungen der Arzneimittelbilder und vergleichen Sie diese mit Ihren Symptomen. Sollte keines der Mittel ganz genau passen, dann entscheiden Sie sich für das, welches am ehesten zutrifft.

Traditionelle Chinesische Medizin (TCM)

Zunehmender Beliebtheit erfreut sich in den letzten Jahren die kurz TCM genannte Traditionelle Chinesische Medizin mit ihren vielfältigen Therapieformen. Die bekannteste und inzwischen auch von Schulmedizinern am meisten akzeptierte ist die Akupunktur, die sich, mehreren Studien zufolge, sehr gut bei Hitzewallungen bewährt hat. Die Hitzewallungen gingen bei den Studienteilnehmerinnen um 50 Prozent zurück. Der Erfolg blieb sogar nach Beendigung der Behandlung bestehen.

Auch chinesische Heilkräuter sind gegen Hitzewallungen und Schweißausbrüche sehr zu empfehlen. Dazu gehören beispielsweise Jin Yin Hua (Heckenkirsche), Ju Hua (Chrysantheme), Huang Bai (das letzte der Drei Gelben Kräuter). Falls Sie eine chinesische Kräutermischung ausprobieren wollen, empfehle ich Ihnen den Gang zu einem Experten, der Ihnen die Wirkweisen der einzelnen Kräuter genau erklärt und dann gezielt für Sie eine Kräutermischung zusammenstellt.

Entspannungsübungen und Yoga

Entspannungsübungen sind generell gut, um das innere Gleichgewicht wieder zu finden oder Stress abzubauen. Und auch gegen Hitzewallungen in den Wechseljahren sind sie geeignet. Wenn Sie bemerken, dass eine Hitzewelle anrollt, stellen Sie sich an das geöffnete Fenster. Atmen Sie ganz bewusst in tiefen Atemzügen ein und aus. Sie werden es schnell registrieren: die innere Anspannung löst sich, Puls- und Herzfrequenz verlangsamen sich, die Körpertemperatur sinkt.

Eine sehr interessante Therapie stammt von der inzwischen über 80-jährigen Brasilianerin Dinah Rodrigues. Die studierte Psychologin und Philosophin ist auch Yogalehrerin und hat zusammen mit einem Ärzteteam in Sao Paulo das Hormon-Yoga entwickelt. Das ist eine Mischung aus Hatha Yoga, Kundalini Yoga und buddhistischer Meditation. Wärme, Massagetechniken und spezielle Atemübungen wirken direkt auf die Hypophyse, die Schilddrüse, die Nebennieren und Eierstöcke. Auf diese Weise soll die körpereigene Hormonproduktion wieder angeregt werden. Da die Teilnehmerinnen ihrer Kurse von den Ergebnissen so begeistert waren, führte Rodrigues 1993 eine wissenschaftliche Forschungsarbeit durch. Die Ergebnisse waren beeindruckend.

Bei 100 Prozent ihrer Teilnehmerinnen (Durchschnittsalter 47 Jahre) waren klimakterische Symptome nach drei bis vier Monaten verschwunden. Der Hormonspiegel stieg im Durchschnitt um 254 Prozent nach vier Monaten (Übungsdauer 30 Minuten täglich, 16 Tage pro Monat). Falls Sie sich für diese Yogaform interessieren, finden Sie im Anhang Buchtipps und Adressen von Lehrern, die diese Therapie inzwischen auch in Deutschland anbieten.

Eine interessante Therapie mit beeindruckenden Erfolgen ist Hormon-Yoga, das eine brasilianische Psychologin entwickelt hat.

5.2 Starke und unregelmäßige Blutungen

Auch wenn sie während der Perimenopause, also dem Zeitabschnitt rund zwei Jahre vor und zwei Jahre nach der Menopause, nicht ungewöhnlich sind, so verunsichern starke oder unregelmäßige Blutungen viele Frauen, lassen sie manchmal sogar in Panik geraten. Wie bereits erwähnt, verändert sich der Menstruationszyklus schon während der Prämenopause, dem Zeitabschnitt von fünf bis zehn Jahren vor der Menopause, indem die monatlichen Blutungen unregelmäßiger werden. Während der Perimenopause verstärkt sich diese Unregelmäßigkeit. Zwischen zwei Zyklen können 22 oder 60 Tage liegen. Vor allem zu Beginn des Klimakteriums verkürzen sich die Zyklen, da der Eisprung entweder ausfällt oder vorzeitig stattfindet. Diese Kurzzyklen dauern zwischen drei Wochen und 26 Tagen und werden Polymenorrhoe („poly“ = „viel“, „menorrhoe“ = „Regelblutung“) genannt.

Was sich in der Prämenopause angekündigt hat, setzt sich in der Perimenopause fort: die Unregelmäßigkeit des Zyklus.

Zu langen Zyklen kommt es, wenn der Eisprung trotz voll ausgereiftem Follikel ausbleibt. Dann produziert das Follikel Progesteron. Und zwar wesentlich länger als die üblichen zwei Wochen. Irgendwann stirbt der Follikel ab und die Menstruation setzt ein. Bis dahin können gut zwei Monate vergehen. Diese langen Zyklen nennt man Oligomenorrhoe („oligo“ = „selten“, „menorrhoe“ = „Regelblutung“).
Manchmal fällt die Blutung für mehrere Monate ganz aus – was als Amenorrhoe („ameno“ = „ohne“, „menorrhoe“ = „Regelblutung“) bezeichnet wird –, und Sie denken schon, die Menopause sei erreicht. Dann setzt sie jedoch urplötzlich wieder ein. Grund dafür ist der Follikel, der nicht ausreift. Dadurch sinken Östrogen- und Progesteronwerte über einen langen Zeitraum auf niedrige Werte. Die Gebärmutterschleimhaut wird nicht aufgebaut, so dass die Blutung nicht eintritt. Währenddessen arbeitet das follikelstimulierende Hormon (FSH) auf Hochdruck, um einen Eisprung auszulösen. Irgendwann werden die Bemühungen belohnt und die Menstruation setzt wieder ein.

Sehr lange und heftige Blutung treten häufig nach einem ausgefallen Eisprung auf. Findet kein Eisprung statt, wird kein Progesteron gebildet, dafür zuviel Östrogene. Das wiederum regt die Gebärmutterschleimhaut zu übermäßigem Wachstum an. Sie löst sich dann ab, wenn der Östrogenspiegel wieder sinkt. Da sich jedoch allzu viel Schleimhaut gebildet hat, kommt es zu diesen langen und meist auch schweren Blutungen, die als Menorrhagie („meno“ = „lange“, „rrhagie“ = „Laufen, Fließen“) bezeichnet werden. Dauert die Blutung mehr als zehn Tage, spricht man von Metrorrhagie („metro“ = „dauernd“, „rrhagie“ = „Laufen, Fließen“). Es können aber auch Blutungen von normaler Dauer (bis zu sieben Tagen) sein, dafür aber sehr heftig mit dem Abgang vieler Schleimhautfetzen. Dann spricht man von einer Hypermenorrhoe („hyper“ = „extrem lange“, „rrhagie“ = „Laufen, Fließen“). Ich schildere Ihnen das in aller Ausführlichkeit, um Ihnen die Angst zu nehmen, wenn es zu solchen Blutungen unterschiedlicher Art kommt. Denn wie Sie sehen, ist das alles ganz normal. Trotzdem sorgen sich viele Frauen, vor allem wenn die Regel längere Zeit ausbleibt, und befürchten, schwanger zu sein. Wenn dann die Blutung wieder einsetzt, geschieht das oft mit solch einer Wucht, dass viele Frauen fürchten, irgendetwas stimmt nicht. Doch nach ein paar Tagen ist die Sache ausgestanden, und Sie können erleichtert aufatmen.

Bei lang andauernden und schweren Blutungen sollten Sie vorsichtshalber einen Arzt aufsuchen.

Wenn schwere und lang andauernde Blutungen Sie stark belasten oder ängstigen, sollten Sie sicherheitshalber einen Arzt aufsuchen. In den meisten Fällen erweist sich das zwar als überflüssig. Aber es ist trotzdem sinnvoll, solche Signale ernstzunehmen. Hinter einer lang anhaltenden Blutung kann sich ein harmloses Myom verbergen, aber auch eine ernsthafte Erkrankung wie Gebärmutterkrebs, wie ich schon eingangs des Kapitels geschrieben habe.
Im Großen und Ganzen aber handelt es sich bei den wirklich starken Blutungen um vorübergehende Erscheinungen. Oft wechseln sich auch heftige und leichte Blutungen ab. Manchmal kommt es zu Zwischenblutungen, die ebenfalls variieren können zwischen Schmierblutungen und lang anhaltenden Blutungen.

Bei starken und unregelmäßigen Blutungen helfen Ihnen Frauenmantel, Mönchspfeffer, Schafgarbe, Yamswurzel, Zimt und Leinsamen.

Um Ihnen diese Phasen der unregelmäßigen und oft auch störenden Blutungen zu erleichtern, können Sie sich mit Kräutern und Pflanzen helfen, die Phytoöstrogene enthalten wie Mönchspfeffer, Frauenmantel, Schafgarbe, Leinsamen, Zimt und Yamswurzel.

Der **Frauenmantel** lindert Schmerzen und verringert starke Blutungen. Beginnen Sie mit der Einnahme ein bis zwei Wochen vor Beginn der Menstruation. Entweder als Tee oder als Tinktur. Teezubereitung: Zwei Teelöffel getrocknetes

Kraut mit einer Tasse kochendem Wasser übergießen, zehn Minuten ziehen lassen, abseihen und dreimal täglich eine Tasse trinken. Falls Sie eine Tinktur verwenden (über die Herstellung wissen Sie ja schon Bescheid aus dem Kapitel „Hitzewallungen: Kräuter und Co. gegen die Wallungen"), nehmen Sie dreimal täglich zehn Tropfen.

Wenn die Blutungen zu stark sind oder zu häufig (oder beides) auftreten, bewährt sich der **Mönchspfeffer**, der dafür bekannt ist, dass er den Zyklus normalisiert, indem er die Progesteronfunktion stimuliert. Die Wirkung setzt allerdings nicht sofort ein, Sie sollten sich zwei bis drei Monate Zeit geben. Bis dahin täglich drei Tassen Tee trinken: Einen Teelöffel reife Früchte mit einer Tasse kochendem Wasser übergießen, zehn Minuten ziehen lassen, abseihen. Falls Sie eine Tinktur verwenden, nehmen Sie täglich zweimal 20 Tropfen.

Bei lang andauernden Blutungen ist die **Schafgarbe** hilfreich, im Volksmund wurde sie auch Blutstillkraut genannt. Für einen Tee nehmen Sie zwei Teelöffel getrocknetes Kraut und übergießen es mit einer Tasse kochendem Wasser, zehn Minuten ziehen lassen, drei Tassen täglich trinken. Von einer Tinktur nehmen Sie täglich dreimal zehn Tropfen.

Bei Zyklusunregelmäßigkeiten und verstärkten Blutungen eignet sich die **Yamswurzel**. Eigentlich ist diese tropische

Pflanze, ähnlich wie bei uns die Kartoffel, ein Nahrungsmittel, denn die Wurzeln werden als Gemüse gegessen. Die Pharmaindustrie hat sie in den 40er-Jahren des vorigen Jahrhunderts für sich entdeckt, als man herausfand, dass die Yamswurzel Diosgenin enthält. Diesem Stoff wird die Fähigkeit nachgesagt, sich im menschlichen Körper in ein progesteronähnliches Hormon zu verwandeln. Nahezu alle synthetischen Hormonpräparate werden aus Yamswurzelarten hergestellt. Probieren Sie einen Tee aus: Zwei Teelöffel getrocknetes Yamskraut in 150 ml kaltes Wasser geben und eine Viertelstunde leicht köcheln lassen. Abseihen, dreimal täglich eine Tasse trinken. Von einer Tinktur nehmen Sie einmal täglich 20 Tropfen in den beiden Wochen vor Beginn der Monatsblutung.

Zur Linderung starker Blutungen können Sie auch **Zimt** einsetzen. Ja, richtig, das Gewürz, das man eher mit Weihnachten und süßem Backwerk in Verbindung bringt. Aber der Zimtbaum kann mehr als nur gut duften, die Heilwirkungen sind beträchtlich und reichen von antibakteriell über blutdrucksenkend bis hin zu blutzuckerspiegelsenkend bei Diabetikern. Da man die Rinde selbst nicht für einen Tee verwenden kann, nehmen Sie einen Tee nach Ihren Wünschen. Zermahlen Sie ein Drittel Zimtstange, geben Sie das Teekraut Ihrer Wahl mit dem zerkleinerten Zimt in eine Tasse, kochendes Wasser darüber gießen, zehn Minuten ziehen lassen, abseihen und heiß trinken.

Extrem starke Blutungen lassen sich auch mit **Leinsamen** verhindern. Normalerweise ist Leinsamen als Mittel der Wahl bei Verstopfung bekannt. Aber die unscheinbare Pflanze, aus der übrigens früher wunderbare Leinenstoffe entstanden, enthält auch Prostaglandine, eine Gruppe von Gewebehormonen, die überall im Körper vorkommen. Diese Hormone können starke Blutungen reduzieren. Für einen Tee überbrühen Sie zwei Teelöffel Samen mit 150 ml kochendem Wasser, lassen ihn zehn Minuten ziehen, abseihen. Davon sollten Sie morgens und abends eine Tasse trinken. Sie können auch Leinöl verwenden und morgens zwei Teelöffel unter Ihr Müsli mischen. Oder Sie nehmen geschroteten Leinsamen und rühren ihn ebenfalls unter Müsli oder Joghurt.

Bei Schmerzen während der Menstruation ist Wärme generell sehr hilfreich. Ein angenehm warmes Vollbad (wenn Sie mögen, geben Sie Kamille ins Wasser) ist Balsam für Körper und Seele. Wärmflasche oder Kirschkernkissen auf den schmerzenden Unterleib dienen der Entspannung.

5.3 Blasenprobleme

Sie kennen sicherlich das Problem: Gerade eben waren Sie auf der Toilette, und Sie haben das Gefühl, schon wieder zu müssen. Wenn Sie jetzt gehen würden, kämen aber nur ein paar Tropfen. Oder ein anderes Phänomen: Sie lachen aus vollem Herzen im Kreis Ihrer Freunde und plötzlich gehen ein paar Tropfen Urin ins Höschen. Um eine Blasenschwäche gezielt bekämpfen zu können, muss genau eruiert werden, welche Form vorliegt. Ist es eine Dranginkontinenz, wie eingangs beschrieben? Oder ein Stressinkontinenz, die durch Lachen, Niesen oder Husten verursacht wird?

Über die Ursache von Blasenproblemen habe ich Sie schon im Kapitel „Wenn Beschwerden auftreten" informiert. Was Sie dagegen tun können, erfahren Sie jetzt. Wie Sie vorgehen, hängt in erster Linie davon ab, welche Form von Blasenschwäche bei Ihnen vorliegt. Falls Sie unter einer Dranginkontinenz leiden, also ständig das Gefühl haben, zu Toilette zu müssen, dann aber nur ein paar Tropfen kommen, kann Ihnen ein ganz einfaches Verhaltenstraining helfen: Sobald es soweit ist, gehen Sie nicht sofort zur Toilette, sondern zögern den Zeitpunkt schrittweise hinaus. Erst eine halbe Stunde später, dann eine Stunde, dann eineinhalb, dann zwei und so weiter. Auf diese Weise bringen Sie sich mental dazu, dem Drang zum Wasserlassen zu widerstehen.

Auch für die Stressinkontinenz gibt es eine simple Übung: Wenn Sie auf der Toilette sitzen, halten Sie beim Harnlassen den Strahl an. Üben Sie so lange, bis Sie merken, welchen Muskel Sie anspannen müssen. Dann können Sie das tagsüber überall machen. In der Küche, am Arbeitsplatz, an der Bushaltestelle, beim Bäcker, während Sie sich mit anderen unterhalten. Das trainiert Ihre Beckenbodenmuskulatur. Zur regelmäßigen Übung spannen Sie mindestens drei Sekunden an, dann drei Sekunden wieder entspannen. Das machen Sie dreimal täglich jeweils acht- bis zehnmal hintereinander. Wenn Sie schon gut geübt sind, probieren Sie diesen Muskel zehn Sekunden lang kräftig anzuspannen. Halten Sie die Spannung so lange und so gleichmäßig wie Sie können und das fünfmal täglich.

Gegen Stressinkontinenz helfen auch Vaginalkone. Das sind kegelförmige Gegenstände, die in die Scheide geschoben werden. Um zu verhindern, dass sie wieder hinausrutschen, muss die Beckenbodenmuskulatur notgedrungen angespannt werden. Je weiter das Training fortschreitet, desto höher wird das Gewicht der Konen. Beginnen Sie mit dem Konus, der am wenigsten wiegt. Die Gewichte starten mit 20 g und enden bei 70 g. Der leichteste Konus sollte etwa eine Minute ohne Anstrengung gehalten werden können. Klappt das, probieren Sie den nächst schwereren Konus aus. Der Kegel, der gerade noch gehalten werden kann, gibt Aufschluss über den Zustand Ihrer Beckenbodenmuskulatur. Durchgeführt werden die Übungen mit dem Konus, der ohne Anstrengung eine Minute gehalten werden konnte. Tragen Sie den Konus zweimal täglich für etwa zehn Minuten, und üben Sie in allen Lebenslagen. Anfangs wird es Ihnen sicherlich noch ein bisschen schwer fallen, häufig müssen Sie den Konus auch neu einführen, doch mit der Zeit werden Sie bemerken, dass sich Ihre Muskulatur kräftigt und Sie den Konus mühelos halten können. Wenn Sie registrieren, dass Sie den Konus mehrere Tage hintereinander wirklich zehn Minuten problemlos halten können, gehen Sie zur nächsten Stufe über und benutzen die nächste Gewichtsklasse. Nach einigen Wochen werden Sie eine deutliche Besserung Ihrer Inkontinenz feststellen. Vorausgesetzt werden allerdings Geduld und eine konsequente Anwendung. Diese Kone können Sie sich übrigens von Ihrem Arzt verschreiben lassen.

Beckenbodentraining und das Üben mit Vaginalkonen ist sehr hilfreich bei Blasenschwäche.

Es gibt mehrere klinische kontrollierte Studien, die belegen, dass sich dieses Vaginaltraining günstig auf die Stressinkontinenz auswirkt. Noch bessere Ergebnisse erzielten die Patientinnen, wenn zusätzlich ein Beckenbodentraining durchgeführt wurde.
Wichtig: Wenn Sie unter einer Inkontinenz leiden, überwinden Sie Ihre Scheu und gehen Sie zum Urologen. Je früher Sie mit einer Therapie beginnen, desto besser. Außerdem kann nur der Mediziner Art und Stärke Ihrer Inkontinenz feststellen. Es gibt eine Klassifizierung der Inkontinenz in drei Schweregrade. Basierend auf den Untersuchungsergebnissen wird die Therapie ausgerichtet. Zusätzlich zu all den Übungen können Sie auch von innen etwas zur Kräftigung Ihrer Bänder und Ihres Bindegewebes tun. Zum Beispiel mit dem Schüßlersalz Nr. 11 (D12)

Silicea. Dieses Mineral baut unter anderem das Bindegewebe auf und verleiht ihm Festigkeit. Nehmen Sie drei- bis fünfmal täglich eine Tablette, mindestens drei Monate lang. Trinken Sie täglich etwa einen halben Liter Cranberrysaft. Cranberrys sind preiselbeerähnliche rote Früchte mit süßherbem Geschmack, die schon von den Indianern Nordamerikas zu Heilzwecken verwendet wurden. Mit diesem Saft schlagen Sie gleich zwei Fliegen mit einer Klappe: Cranberrys helfen nicht nur gegen Blasenschwäche, sondern auch bei Blasenentzündungen, von denen Frauen während der Wechseljahre auch häufiger geplagt werden. Die Beeren enthalten sogenannte PACs, das sind Proanthocyanidine, die verhindern, dass die Bakterien, die eine Blasenentzündung auslösen, überhaupt an der Blasenwand andocken können.
Zum Schluss noch ein Tipp für den Notfall, solange Sie noch nicht geübt genug sind. Falls Sie unterwegs einen plötzlichen Harndrang verspüren, bücken Sie sich einfach nach unten, als hätten Sie etwas verloren oder Ihr Schuhband wäre aufgegangen. Dieses Bücken nimmt den Überdruck im Bauchraum und minimiert den Harndrang.

5.4 Haut- und Schleimhautveränderungen

Haben Sie die ersten Falten schon Anfang 30 bei sich beobachtet, oder gehören Sie zu den Frauen, die bis ins hohe

Alter beinahe faltenfrei durch das Leben gehen? Tatsache ist, dass zwischen 25 und 30 Jahren die Haut beginnt, Fältchen zu bilden. Das ist ein ganz natürlicher Vorgang, weil die Hautzellen die natürliche Hautfeuchtigkeit nicht mehr so gut aufnehmen und speichern können. Allerdings wird dieser Prozess durch eine Reihe von äußeren Faktoren forciert. Intensive Sonnenbäder, zu wenig Bewegung, falsche Ernährung, Nikotin, Alkohol, Heizungsluft, Schlafmangel, Stress und Unzufriedenheit lassen die Haut schneller altern und damit faltenreicher werden. Man spricht nicht von ungefähr von Sorgenfalten.

Auch die Genetik spielt eine Rolle: Hat Ihre Mutter oder Großmutter immer schöne glatte Haut gehabt, mit nur wenigen Falten, dann könnten auch Sie davon profitieren.
Ab Mitte 40 kommt dann noch ein anderer Umstand hinzu: Das langsame Nachlassen der Östrogenproduktion lässt die Haut trockener und damit auch faltiger werden. Östrogene sind für unsere Haut, was der Weichspüler für die Wäsche ist. Sie sind an der Bildung von Kollagen beteiligt. Kollagenfasern speichern Wasser in der Haut, so dass sie glatt und prall wirkt. Weniger Östrogene haben weniger Kollagenfasern zur Folge, die das Wasser speichern können. Die Haut verliert an Elastizität und wird trockener, auch die Versorgung mit Nährstoffen und Sauerstoff geht zurück. Da sich dieser Prozess nicht aufhalten lässt, ist die richtige Pflege jetzt das A und O.

Was für die Haut gilt, gilt auch für die Schleimhäute, die durch nachlassende Hormonproduktion in Mitleidenschaft gezogen werden. Trocknet die Nasenschleimhaut aus, kann das zu lästigem Juckreiz führen. Sie putzen sich oft die Nase, und die empfindliche Haut erleidet winzige Risse, in die Krankheitserreger eindringen können. Schließlich wundern Sie sich, dass Sie plötzlich häufiger unter Schnupfen leiden. Dasselbe gilt für die Schleimhäute von Bronchien und Luftröhre. Werden Sie zu trocken, zeigt sich das eventuell in Heiserkeit oder immer wiederkehrender Bronchitis.

Eines der typischen Merkmale der Wechseljahre ist das trockene Auge, ebenfalls eine Folge zu trockener Schleimhäute. Das Auge produziert nicht mehr ausreichend Tränenflüssigkeit. Die Augen brennen und jucken unangenehm. Bei Frauen, die Kontaktlinsen tragen, kann das soweit gehen, dass sie auf eine Brille umsteigen müssen, weil sie die Linsen einfach nicht mehr vertragen. Mit sogenannten künstlichen Tränen können Sie sich Erleichterung verschaffen.

Gegen trockene Schleimhäute helfen im Winter Luftbefeuchter in allen Räumen.

Falls Sie unter trockenen Schleimhäuten leiden, sollten Sie vor allem im Winter in Ihren Räumlichkeiten Luftbefeuchter aufstellen. Innerlich hilft Ihnen das Schüßlersalz Nr. 8 Natrium chloratum, da es das Bindegewebe bewässert. Falls Sie homöopathische Mittel ausprobieren möchten: Bryonia alba, Casticum und Luffa helfen. Wählen Sie die Potenz D6 und nehmen Sie dreimal täglich zehn Tropfen, fünf Globuli oder eine Tablette. Je nachdem, was Ihnen lieber ist.

Trockener werden auch die Schleimhäute im Scheidenbereich. Durch die nachlassende Östrogenproduktion wird die Schleimhaut empfindlicher und zarter, da sich die Durchblutung vermindert. Das vergällt manchen Frauen die Lust am Sex. Was aber nicht sein muss, wie Sie im Kapitel „Lust und Liebe neu erleben" lesen werden.

Was können Sie aber nun Ihrer Haut Gutes tun? Eine ganze Menge! Vor allem benötigt ältere Haut wesentlich mehr Pflege als jüngere. Nach gängiger Medizinermeinung müsste ich Ihnen zunächst zwei Liter Wasser pro Tag empfehlen. Aber Sie werden im Kapitel „Konzentrationsstörungen und Vergesslichkeit" lesen, dass hier offenbar ein Mythos in den Köpfen rumspukt. Ergo empfehle ich Ihnen: Trinken Sie, aber die Menge bleibt Ihrem Gusto überlassen. So wenig Wasser wie möglich sollten Sie allerdings an Ihre Haut lassen. Das bedeutet nicht, dass Sie zum Schmutzfink mutieren sollen. Aber Wasser, so absurd es klingt, trocknet Ihre Haut aus. Duschen und Bäder dürfen deshalb nicht über Gebühr ausgedehnt werden und vor allem nicht heiß sein. Denn heißes Wasser trocknet noch mehr aus. Besser noch wäre es, lauwarm bis kalt zu duschen, was aber sicherlich nicht jederfraus Sache ist. Benutzen Sie keine normale Seife oder Duschgels mit Parfümzusatz. Legen Sie sich ph-neutrale Produkte zu, die für eine Rückfettung der Haut sorgen.

Machen Sie mindestens einmal pro Woche ein Ölbad, das eventuell auftretenden Juckreiz lindert und für Rückfettung sorgt. Als Badezusatz eignen sich Öle von Jojoba, Mandel, Erdnuss, Soja, Olive, Avocado und Borretsch. Gereizte und trockene Haut lässt sich mit einer Mischung aus Kamille, Neroli und Sandelholz beruhigen. Geben Sie jeweils zwei Tropfen und zwei Tassen Milch in lauwarmes Badewasser. Nach 20 Minuten das Bad beenden, nicht abrubbeln, sondern nur leicht abtupfen. Auch Molkebäder sind bei trockener Haut sehr wirksam. Zwei Liter Molke mit einer Tasse Honig vermischen und in das Badewasser geben.

Benutzen Sie Cremes und Körperlotionen mit Harnstoff (Urea). Das ist eine wasserbindende Substanz, die auch in der Haut enthalten ist. Da trockene Haut zu wenig Harnstoff enthält, sind Cremes, die diese Substanz enthalten, gut geeignet für trockene Haut. Falls Sie gerne Gesichtsmasken machen, wählen Sie grüne Mineralerde, vermischt mit einem Öl Ihrer Wahl.

Auch wenn es manchen unter Ihnen vielleicht schwer fällt: Verzichten Sie auf Sonnenbäder. Denn auch sie können die ohnehin schon trockene Haut noch mehr austrocknen. Falls Sie in sonnigen Regionen Urlaub machen, besorgen Sie sich ein Sonnenschutzmittel mit hohem Lichtschutzfaktor. Halten Sie sich möglichst im Schatten auf. Wenn Sie am Strand spazieren gehen, setzen Sie einen breitkrempigen Hut auf, damit Ihr Gesicht vor der Sonne geschützt ist.

5.5 Osteoporose

Kommen wir zu einem Thema, das Sie bereits im Kapitel „Wenn Beschwerden auftreten" kennengelernt haben. Wie Sie wissen, sind Hormone zur Vorbeugung einer Osteoporose untauglich. Überhaupt ließ der Umgang mit der Krankheit viele Jahre zu wünschen übrig. Der Dachverband Osteologie, ein Zusammenschluss der Ärzte in Deutschland, die Osteoporose-Patienten behandeln, kritisierte den willkürlichen Einsatz von Tests zur Knochendichtemessung, die meist überflüssig waren. Der Verband setzte sich mit der Arzneimittelkommission der Deutschen Ärzteschaft an den Tisch und erarbeitete 2006 neue Leitlinien. In diesen wurde nun bestätigt, dass die Messung von Knochendichte nur bei Personen einen Sinn ergibt, die einem besonders hohen Risiko ausgesetzt sind. Personen also, denen ohne äußeren Anlass Wirbel- und Oberschenkelbrüche drohen. Das sind beispielsweise ältere Frauen, die

- bereits einen Bruch erlitten haben (ohne Krafteinwirkung von außen, wie etwa einem Unfall),
- mehr als vier Zentimeter kleiner geworden sind,
- mehr als sechs Monate Kortison oder kortisonähnliche Medikamente eingenommen haben,
- starkes Untergewicht haben oder
- in den letzten sechs Monaten mindestens zweimal ohne erkennbaren Anlass oder eine Einwirkung gestürzt sind.

Was ist denn überhaupt eine Osteoporose, und wie kommt es dazu? Es gibt mehrere Synonyme für die Osteoporose: Knochenschwund ist im Volksmund das gebräuchlichste, außerdem spricht man von Knochenentkalkung oder Knochenbrüchigkeit. Der typische Witwenbuckel, also ein stark gekrümmter Rücken aufgrund von Wirbelbrüchen, ist eine Folge der Osteoporose.

Auch wenn wir unsere Knochen als etwas Festes, Stabiles wahrnehmen, sind es keine statischen Gebilde. Sie bauen sich ständig auf und ab in einem fortwährenden Prozess, der das ganze Leben andauert. Am aktivsten ist dieser Vorgang bis etwa Mitte 30, dann hat jeder Mensch die Knochenmasse erreicht, über die er insgesamt während seines Lebens verfügen kann. Dabei ist die Knochenmasse von Mensch zu Mensch unterschiedlich. Wie viel Sie tatsächlich zur Verfügung haben, hängt zum einen von Ihrer genetischen Disposition ab und zum anderen davon, wie gut oder schlecht Ihre Ernährung bis zu dem Zeitpunkt war. Je mehr Calcium und Vitamin D Sie aufgenommen haben, desto mehr Knochenmasse kann sich aufbauen. Waren Sie sportlich auf Draht? Gut, auch dann steht Ihr Knochenkonto im Plus. Haben Sie geraucht, Alkohol und Kaffee getrunken, viel Fastfood verzehrt, dann reduziert sich Ihr Knochenmassenkonto. Kurzum: Alles, was Sie bis 35 Jahren getan oder gelassen haben, hat Auswirkungen auf Ihre Knochenmasse.

Im besten Falle kann Ihr Körper aus dem Vollen schöpfen, dann dürfte Ihnen im Alter die Osteoporose wahrscheinlich nicht zu schaffen machen. Falls Sie zu den dauerhaften Sündern zählen, könnten Sie das später mit Knochenschwund büßen. Zwar findet ab dem 35. Lebensjahr nach wie vor ein Ab- und Aufbau der Knochen statt, aber der Abbau überwiegt. Das liegt daran, dass nach einem Abbau der Aufbau nicht mehr vollständig gelingt. Was dazu führt, dass die Knochenstruktur nicht mehr so stabil ist, die Bruchgefahr wächst. Wobei der Begriff Bruch falsch ist. Denn de facto bricht ja nichts. Die Wirbelknochen sacken einfach in sich zusammen. Und bevor nicht vier oder fünf Wirbel betroffen sind, merken Sie in der Regel auch gar nichts davon, sofern es nicht zu einem eingeklemmten Nerv kommt.

Wie gut gefüllt Ihr Knochenkonto ist, hängt davon ab, wie gut oder schlecht Ihre Ernährung in der Jugend war.

Nach dem 50. Lebensjahr geht der Abbau dann noch etwas schneller vonstatten. Und das liegt in der Tat an den Hormonen. An der Knochenerhaltung sind vor allem drei Hormone beteiligt: das Parathormon aus der Nebenschilddrüse, das Calcitonin aus der Schilddrüse und Vitamin D aus der Haut. Ein Vitamin als Hormon, werden Sie fragen? Ja, denn Vitamin D spielt hier die Rolle eines Botenstoffes, und Hormone sind ja nichts anderes. Sie werden von einem Organ ausgeschüttet und durch den Blutstrom zu einem anderen

Organ geleitet, um es zu aktivieren. Diese drei Hormone spielen also eine wichtige Rolle beim Calciumstoffwechsel. Es sind aber auch noch andere Hormone daran beteiligt, wie das Schilddrüsenhormon, Östrogene, Progesteron und Testosteron sowie das Nebennierenhormon.

Die Nebenschilddrüsen steuern die Calciummenge im Blut. Wird ein bestimmter Pegel unterschritten, werden die Drüsen aktiv und schütten ihr Parathormon aus. Dieses Hormon gibt den Befehl an die Nieren, weniger Calcium mit dem Urin auszuscheiden. Gleichzeitig erhöht das Vitamin D-Hormon die Calciumaufnahme aus der Nahrung. Zu guter Letzt befehlen die Nebenschilddrüsen vermehrt Knochen abzubauen, damit ausreichend Calcium in das Blut gelangt. Denn hier steht unser Körper an einem Scheideweg: Gebe ich das Calcium an die Knochen ab, oder versorge ich die Körperzellen? Die Entscheidung fällt immer zugunsten der Körperzellen, denn Calcium wird von jeder einzelnen benötigt, um funktionieren zu können. Insofern muss der Knochen geopfert werden. Für ältere Menschen kann das zum Dilemma werden, wenn sie nicht genügend Calcium und Vitamin D mit der Nahrung aufnehmen. Und noch eine Schwierigkeit taucht auf: Die Schilddrüse erzeugt Calcitonin. Dieses Hormon verlangsamt den Knochenabbau. Unglücklicherweise nimmt die Menge dieses Hormons mit dem Alter und der einsetzenden Menopause ab.

So versuchte man in den 1970er-Jahren und noch darüber hinaus mit synthetisch hergestelltem Calcitonin der Osteoporose vorzubeugen. Da auch manche Tiere Calcitonin produzieren, das dem menschlichen Hormon ähnelt, gibt es Präparate aus Lachs und Aal. Aber die Versuche schlugen fehl. Es gelang kein überzeugender Nachweis, dass die synthetisch hergestellten Calcitonine Knochenbrüche verhindern. Heute macht man sich vorwiegend den schmerzlindernden Effekt zunutze und setzt das Calcitonin bei frischen Knochenbrüchen ein.

Inzwischen sind die Bisphosphonate, zu denen Alendronat, Ibandronat und Risendronat gehören, in der Behandlung der Osteoporose das Mittel der Wahl. Sie bremsen nachweislich den Knochenabbau. Seit Ende 2004 gibt es erstmals ein Mittel mit Zweifachwirkung. Der Arzneistoff Strontiumranelat fördert die Knochenbildung und verhindert gleichzeitig den Knochenabbau. Eine direkte Knochenneubildung, und damit ein weiteres Novum unter den Osteoporosemitteln, ist mit dem Wirkstoff Teriparatid möglich geworden. Es handelt sich um das synthetisch hergestellte Parathormon, das – wie Sie bereits wissen – aus der Nebenschilddrüse stammt und als zentraler Calciumregulator fungiert. Das menschliche Parathormon besteht aus 84 Aminosäuren, das synthetisch hergestellte aus 34. In seiner Wirkung, so die Mediziner, ist das künstlich hergestellte Hormon nahezu identisch mit dem Original. Allerdings ist dieses Mittel mit Risiken behaftet, weshalb es nur bei Frauen angewendet werden darf, die eine manifeste Osteoporose haben, also die bereits Wirbelbrüche vorweisen und bei denen weitere verhindert werden sollen. Wegen der möglichen Nebenwirkungen wurde die Einnahmezeit auf 18 Monate beschränkt. Am häufigsten wurden Kopfschmerzen, Übelkeit, Beinkrämpfe und Schwindel beobachtet. In Laborversuchen mit Ratten hat man die Entwicklung von Knochenkrebs registriert. Hierbei handelte es sich allerdings um Jungtiere, die eine hohe Dosis über einen langen Zeitraum bekamen. Beim Menschen sind derartige Auffälligkeiten noch nicht aufgetreten. Nicht eingenommen werden darf Teriparatid bei bestehender Hyperkalzämie, also bei einem erhöhten Calciumspiegel im Blut. Denn, wie bereits erwähnt, bewirkt ein zu hoher Calciumspiegel genau das Gegenteil: einen Knochenabbau. Auch bei schwerer Niereninsuffizienz darf das Mittel nicht angewendet werden, da das wichtige Ausscheidungsorgan nicht mehr funktioniert und das Calcium gespeichert würde. Bei mittelschwerer Insuffizienz hingegen kann Terparatid vorsichtig eingesetzt werden.

Sogenannte SERMs ahmen die positive Wirkung von Östrogenen nach und verhindern den Knochenabbau.

Ein Wirkstoff, der schon seit längerer Zeit sowohl zur Prophylaxe als auch zur Behandlung der Osteoporose eingesetzt wird, ist Raloxifen. Dabei handelt es sich um einen sogenannten Selektiven Östrogen-Rezeptor-Modulator, kurz SERM genannt. Hinter diesem Wortungetüm verbergen sich Substanzen, die zwar keine Hormone sind, aber eine Art Mimikry. Sie ahmen die positive Wirkung von Östrogenen nach, indem sie den weiteren Knochenabbau verhindern, vermutlich sogar noch effektiver als die Östrogene selbst. Ein weiterer Vorteil der SERMs ist, dass sie an der Gebärmutterschleimhaut und am Brustgewebe als Anti-Östrogene wirken, also genau entgegengesetzt, und sie insofern die Entstehung von Brustkrebs verhindern. Auch Männer sind von Osteoporose betroffen. Für sie ist ein Bisphosphonat zugelassen, das Alendronat. Teriparatid wird bei Männern nur in der Schweiz angewendet.

Nun bin ich zunächst einmal vom schlimmsten Szenario ausgegangen, nämlich dass entweder die Gefahr einer Osteoporose droht oder bereits eine besteht. Soweit muss es jedoch bei niemandem kommen. Denn trotz allem haben Sie immer noch die Möglichkeit etwas zu tun, um Ihre Knochen zu stärken. Selbst wenn Sie in der Jugend aus verständlichem Leichtsinn einiges versäumt haben, heißt das noch lange nicht, dass Sie eine potenzielle Osteoporose-Kandidatin sind.

Wichtig zu wissen!

Fassen wir einmal kurz zusammen, wer gefährdet ist, an Osteoporose zu erkranken. Frauen, die

- eine entsprechende Genetik aufweisen, da Mutter oder Großmutter bereits Osteoporose hatten – dann besteht für Sie zumindest ein Risiko,
- eine Überfunktion der Nebenschilddrüse haben,
- sich einer Langzeitbehandlung mit Cortisonpräparaten unterziehen,
- unter Diabetes oder einer chronischer Nierenfunktionsstörung leiden,
- aufgrund einer Organtransplantation Immunsupressiva nehmen müssen,
- Mittel gegen Epilepsie einnehmen,
- ins Klimakterium kommen,
- unter chronisch entzündlichen Darmerkrankungen leiden,
- Alkohol, Kaffee, Colagetränke zu sich nehmen (Alkohol stört den Knochenaufbau, Kaffee und Colagetränke verbrauchen Calcium),
- die rauchen (Nikotin raubt dem Knochengewebe Nährstoffe, die Rindenschicht, die den Knochen wie eine stabilisierende Haut umgibt, wird dünner),
- die häufig Diäten machen und viele Abführmittel schlucken (der Knochen wird regelrecht ausgehungert, weil ihm Vitamin D und Calcium fehlen) und/oder
- sich zu wenig bewegen.

Schauen Sie sich diese Liste einmal sorgfältig an. Wenn man von den schweren chronischen Erkrankungen absieht, können alle anderen Punkte durch eine vernünftige Lebensweise abgehakt werden, oder? Lassen Sie die Finger von Zigaretten, Alkohol und Colagetränken, hören Sie mit den unsinnigen Diäten auf, kippen Sie die Abführmittel in den Müll, essen Sie stattdessen Ballaststoffe und fangen Sie an, Sport zu treiben. Das gilt auch bei einer eventuell genetischen Disposition. Selbst wenn Ihre Mutter Osteoporose hat, sollten Sie nicht die Hände in den Schoß legen, Sahnetorte essen und gottergeben darauf warten, dass die Wirbel brechen. Dann tun sie es nämlich. Werden Sie lieber aktiv, und versuchen Sie der Genetik ein Schnippchen zu schlagen. Einen Versuch ist es allemal wert. Deshalb gilt natürlich auch für Frauen im Klimakterium: Wer rastet, der rostet. Manchmal bringt der Volksmund wahre Perlen tiefer Erkenntnis hervor.

Wer unter einer chronischen Erkrankung leidet, ernährt sich meistens ohnehin sehr vernünftig, um die Grunderkrankung nicht zu verschlimmern. Und betreibt im Rahmen des Möglichen und nach Absprache des Arztes auch Sport.

Wie sieht denn nun eine knochengesunde Ernährung aus? Eigentlich ganz einfach. Nehmen Sie täglich ausreichend Calcium zu sich. Die empfohlene Tagesmenge liegt bei 1000 mg. Sorgen Sie auch für eine tägliche Aufnahme von 400 I.E. (Internationale Einheiten) Vitamin D, um das Calciumgleichgewicht aufrechtzuerhalten. Hier ist die Zufuhr noch simpler. Gehen Sie täglich raus an die frische Luft, denn Vitamin D kann der Körper ja selbst herstellen mit Hilfe von Sonnenstrahlen. Wobei es keiner ausgedehnten Sonnenbäder bedarf. Essen Sie außerdem ein- bis zweimal pro Woche Seefische wie Heilbutt, Makrele oder Hering. Folgende Tabelle zeigt Ihnen, welche Nahrungsmittel Calcium in welcher Menge enthalten.

Lebensmittel	Menge	Calciumgehalt
Milch- und Milchprodukte		
Milch (alle Sorten)	1 Glas (0,25 l)	300 mg
Joghurt, Vollmilch	180 g	210 mg
Joghurt, Magermilch	180 g	260 mg
Kefir	180 g	270 mg
Quark (alle Sorten)	250 g	170 mg
Hartkäse	100 g	830 mg
Schmelzkäse	100 g	500 mg
Obst und Nüsse		
Apfel	100 g	7 mg
Apfelsine	100 g	42 mg
Banane	100 g	8 mg

Lebensmittel	Menge	Calciumgehalt
Birne	100 g	9 mg
Grapefruit	100 g	24 mg
Honigmelone	100 g	13 mg
Kakifrucht	100 g	8 mg
Kiwi	100 g	35 mg
Mandarine	100 g	33 mg
Mango	100 g	18 mg
Melone (grün)	100 g	19 mg
Orange	100 g	30 mg
Papaya	100 g	21 mg
Pfirsich	100 g	8 mg
Pflaumen	100 g	4 mg
Wassermelone	100 g	8 mg
Weintrauben	100 g	17 mg
Rosinen	100 g	80 mg
Haselnüsse	100 g	205 mg
Mandeln	100 g	230 mg

Lebensmittel	Menge	Calciumgehalt
Gemüse		
Blumenkohl	100 g	22 mg
Broccoli	100 g	65 mg
Champignons	100 g	20 mg
Fenchel	100 g	100 mg
Grünkohl	100 g	100 mg
Gurke	100 g	15 mg
Kartoffeln	100 g	6 mg
Knollensellerie	100 g	68 mg
Kohlrabi	100 g	68 mg
Lauch	100 g	120 mg
Möhren	100 g	35 mg
Mangold	100 g	103 mg
Sojabohnen	100 g	130 mg
Kräuter und Salate		
Petersilie	100 g	245 mg
Brunnenkresse	100 g	180 mg
Chicoree	100 g	100 mg
Endiviensalat	100 g	54 mg
Feldsalat	100 g	35 mg

Wie aus der Zusammenstellung hervorgeht, ist der Calciumgehalt in Obst und Gemüse sehr unterschiedlich. Die Milchprodukte sind absolute Spitzenreiter in Sachen Calcium. Bei den Gemüsesorten hat die Sojabohne die Nase vorn. Es zeigt sich, dass die Auswahl calciumhaltiger Nahrungsmittel recht groß ist. Langeweile auf dem Teller muss also nicht sein. Bei den Milchprodukten sollten Sie vielleicht ein wenig Vorsicht walten lassen, denn manche sind recht fetthaltig. Wenn Sie auf Ihre Figur achten müssen oder wollen, greifen Sie lieber zu fettärmeren Produkten.
In der folgenden Tabelle finden Sie Lebensmittel, die Vitamin D enthalten. Für Fischliebhaber wird es ein Vergnügen sein, sich mit Vitamin D zu versorgen.

Lebensmittel	**Menge**	**Vitamin D**
Steinpilze	100 g	350 I.E.
Lebertran	100 g	8 500 I.E.
Aal	100 g	5 000 I.E.
Hering	100 g	900 I.E.
Lachs	100 g	650 I.E.
Sardinen	100 g	300 I.E.

Es ist aber bei weitem nicht nur die richtige Ernährung, die hilft, einer Osteoporose vorzubeugen, sondern auch sportliche Betätigung. Allerdings müssen es die richtigen Sportarten sein. So haben britische Wissenschaftler in Cambridge herausgefunden, dass nur die sogenannten „High-Impact-Sportarten“, bei denen also starke Kräfte auf Knochen und Muskulatur wirken, erfolgreich im Kampf gegen Knochenschwund sind. Zu diesen Sportarten gehören Tennis, Squash, Step-Aerobic, Jogging, Federball, Fußball, Hockey, Volleyball und Basketball. An der Studie nahmen 2 296 Männer und 2 914 Frauen im Alter zwischen 45 und 74 Jahren teil. Alle Teilnehmer betrieben regelmäßig mindestens zwei Stunden pro Woche eine dieser Sportarten. Das Ergebnis konnte sich sehen lassen. Wirklich positiv fiel es allerdings nur bei den Männern aus, denn bei ihnen konnte eine höhere Knochendichte festgestellt werden als bei ihren Geschlechtsgenossen, die keine dieser Sportarten betrieben. Bei den Frauen hingegen war der Zugewinn von Knochendichte geringer. Was aber nicht heißt, dass Sie jetzt die Beine hochlegen dürfen. Im Gegenteil. Nur wer sich bewegt, bleibt beweglich. Denn jede Aktivität Ihres Körpers regt den Knochenstoffwechsel an.

Nicht nur die Ernährung, auch körperliche Betätigung hilft dabei, einer Osteoporose vorzubeugen.

Suchen Sie sich eine Sportart aus, von der Sie sich vorstellen können, dass Sie sie langfristig betreiben. Denn wichtig ist Kontinuität. Drei- bis viermal die Woche jeweils eine halbe Stunde sollten Sie schon opfern, um fit zu werden und fit zu bleiben. Wie wäre es zum Beispiel mit einem allgemeinen Fitnesstraining oder mit Ausdauersportarten wie Joggen, Walken, Wandern, Golf, Tennis, Skifahren (auch Langlauf) oder Schwimmen? Oder was halten Sie vom Tanzen? Legen Sie mit Ihrem Partner einen leidenschaftlichen Tango auf das Parkett, lernen Sie Jazzdance oder belegen Tanzkurse. Sie werden verblüfft feststellen, wie sehr Tanzen Gleichgewicht und Balance fördert. Vielleicht können Sie sich ja auch für Ballspiele erwärmen. Wenn nicht, dann legen Sie sich Inlineskates zu. Das macht Spaß, erhöht Beweglichkeit und Balance, außerdem sind Sie immer an der frischen Luft. Was immer Sie tun, Hauptsache, es macht Ihnen Spaß. Das ist der Garant für eine dauerhafte sportliche Aktivität.

5.6 Konzentrationsstörungen und Vergesslichkeit

Machen wir nun einen Sprung vom Körper zum Geist. Der ist zwar in der Regel immer willig, aber Vergesslichkeit und Konzentrationsstörungen können das Leben während der Wechseljahre manchmal durcheinander bringen. Es gibt einem schon zu denken, wenn man nicht mehr weiß, wo man sein Auto geparkt hat oder sich an den Namen des Nachbarn plötzlich nicht mehr erinnert. Oder Sie wollen etwas erklären und Ihnen fällt partout nicht das richtige Wort ein. Vielleicht beruhigt es Sie, wenn ich Ihnen versichere, dass diese Phasen vorübergehen. Allerdings schwankt die Dauer dieser lästigen Erscheinungen zwischen ein paar Monaten und ein paar Jahren. Insofern ist es sinnvoll, in der Zwischenzeit etwas tun, um die Konzentrationsstörungen im Schach zu halten. Insbesondere wenn Sie noch im Berufsleben stehen.

Schauen wir uns doch einmal unser Gedächtnis an und was es damit auf sich hat. In erster Linie ist es dazu da, aufgenommene Informationen zu behalten, zu ordnen und im Bedarfsfall wieder abzurufen. Das Gedächtnis ist in drei verschiedene Systeme eingeteilt:

1. Das sensorische Gedächtnis, früher Ultrakurzspeicher genannt.
2. Das Kurzzeit- oder Arbeitsgedächtnis.
3. Das Langzeitgedächtnis.

Die meisten Informationen werden im sensorischen Gedächtnis aufgenommen, die aber schon innerhalb von Zehntelsekunden wieder verblassen, weil sie nicht wichtig genug sind. Nur ein ganz kleiner Teil steht für eine weitere Verarbeitung zur Verfügung. Was verarbeitet wird, hängt von der jeweiligen Person und ihren Interessen ab. Das, was als bemerkenswert registriert wird, kann auch weiterverarbeitet werden. Der große Rest verschwindet im Dunkel des Vergessens.

Das Kurzzeitgedächtnis hat zwar eine limitierte Aufnahmekapazität, ist aber der Speicher, der jederzeit Informationen bereithält. Er ist also für das tägliche Leben wichtig, deshalb wird er auch Arbeitsspeicher genannt. Das Kurzzeitgedächtnis lässt uns die Umwelt verstehen, Zusammenhänge begreifen, Lösungen suchen und finden, es hilft bei der Zielsetzung, unterstützt beim Lernen. Dass Sie beispielsweise am Ende eines Satzes noch wissen, wie er begonnen hat, ist das Verdienst des Arbeitsspeichers. Anders das Langzeitgedächtnis. Es ist das dauerhafte Speichersystem unseres Gehirns, wo permanentes Wissen abgeladen wird. Seine Kapazität ist unbegrenzt. Deshalb können die Großeltern auch so herrliche Geschichten aus ihrer Kinderzeit erzählen. Sie öffnen die entsprechende Schublade im Speicher und rufen die Informationen ab.

Was Ihnen während der Wechseljahre Kummer macht, ist das Kurzzeitgedächtnis. Sie wissen nicht mehr, wo Sie Ihre Schlüssel gelassen haben. Haben Sie die Blumen gegossen oder nicht? Sie wissen am Ende der Buchseite nicht mehr, wie der Anfang war. Sie vergessen beim Einkauf die Butter, obwohl sie auf dem Einkaufszettel stand. Solche Situationen sind verwirrend, vor allem wenn sie regelmäßig auftreten, und lassen Sie manchmal an Ihrem Verstand zweifeln. Versuchen Sie trotz allem, gelassen zu bleiben. Wenn Sie sich zusätzlich aufregen, geraten Sie in Stress und das fördert die Konzentration nicht gerade.

Überdenken Sie Ihre Lebensweise. Essen und trinken Sie richtig? Sie wissen, dass wir Menschen zu etwa 70 Prozent aus Wasser bestehen. So auch das Gehirn, das sich aus Wasser, Fett, Eiweiß und Kohlenhydraten zusammensetzt. Es ist also klar, dass der Flüssigkeitshaushalt stimmen muss. Wenn Sie zu wenig trinken, dickt das Blut ein, die Versorgung des Gehirns mit Sauerstoff und Nährstoffen funktioniert nicht mehr. Ihre Konzentrationsfähigkeit geht zurück. Zwei bis drei Liter sollten Sie pro Tag trinken.

Halt, Stopp!

Während der Arbeit an diesem Buch flatterte mir ein Fachartikel des British Medical Journal auf den Tisch, von der amerikanischen Medizinerin Rachel Vreeman gemeinsam mit ihrem Kollegen Aaron Carroll verfasst. Die beiden sind von der medizinischen Fakultät der Indiana Universität in den USA und haben es sich zur Aufgabe gemacht, gängige und weit verbreitete Irrtümer aus der Welt schaffen, die von Medizinergeneration zu Medizinergeneration weitergegeben werden und damit natürlich auch in den Köpfen der Patienten verankert sind. Unter vielen anderen Mythen räumen die beiden mit der üblichen Gesundheitsregel auf, dass man zwei bis drei Liter Wasser pro Tag trinken solle. Ihre Mutter hat Ihnen das garantiert schon eingetrichtert, und Sie haben es Ihrer Tochter weitergegeben.

„Das stimmt nicht. Weder in der medizinischen noch in der ernährungswissenschaftlichen Fachliteratur gibt es irgendwo diese Empfehlung, zwei Liter Wasser pro Tag zu trinken. Im Gegenteil, es wird gesagt, dass man schon ausreichend Flüssigkeit mit dem aufnimmt, was man für gewöhnlich isst und trinkt. Übrigens zählt auch Kaffee als Getränk“, schreibt Vreeman. Auch einer der Irrtümer, der kürzlich korrigiert werden musste. Hieß es jahrzehntelang, Kaffee sei ein Flüssigkeitsräuber, gilt das überaus beliebte schwarze Gebräu heute genauso als Flüssigkeit wie Wasser, Saft oder Tee. Jede Tasse Kaffee zählt also bei der Mengenberechnung. Milch ist dagegen kein Getränk, sondern ein Nahrungsmittel.

Der Grund für das Missverständnis bezüglich der Wasseraufnahme liegt möglicherweise im Begriff Flüssigkeit selbst, so Vreemans Vermutung. Sie erklärte, dass es vor Jahrzehnten eine Empfehlung des amerikanischen Nutrition Council gab, eine Art Gesundheitsbehörde für Ernährungsfragen, die den US-Bürgern die Aufnahme von rund zwei Litern Flüssigkeit ans Herz legte. In diesen zwei Litern eingeschlossen waren neben den Getränken auch die Flüssigkeit, die man mit Obst, Gemüse und anderen Nahrungsmitteln aufnimmt. Von zwei Litern Wasser täglich war offenkundig nicht die Rede.

Die Empfehlung, zwei bis drei Liter Wasser pro Tag zu trinken, gehört offenbar in den Bereich der Medizinerlegenden.

Zwar ist es unbestritten, dass der Körper Wasser benötigt. Doch eine Mengenempfehlung kann nach Ansicht Vreemans pauschal nicht gegeben werden. Manche Menschen brauchen mehr, manche weniger Wasser. Außerdem ist der Verbrauch auch situationsbedingt ganz unterschiedlich. Im Sommer, bei großer Hitze, trinken wir automatisch mehr, wer Sport treibt, nimmt ebenfalls mehr Flüssigkeit zu sich, da durch das Schwitzen wertvolle Salze verloren gehen.

Vreeman und Carroll führen ihre Studien weiter und planen ein Buch über medizinische Mythen, von denen es offenbar sehr viele gibt. Die beiden wollen Ärzte dazu bringen, kritischer mit althergebrachten Gesundheitsregeln umzugehen, anstatt sie ungefiltert und ungeprüft weiterzugeben.
So, nun überlasse ich es Ihnen, wie viel Wasser Sie täglich trinken wollen. Vielleicht noch eine Faustregel mit auf den Weg: Trinken Sie so viel, dass Ihr Urin einmal am Tag ganz klar ist, wie Wasser. Was Ihnen übrigens schneller bei vegetarischer Küche als bei fleischlicher Kost gelingt.

Das Gehirn verbraucht 20 % der Kalorien, die Sie täglich zu sich nehmen.

Nun kehren wir zum Gehirn zurück, das – Mythen hin oder her – Flüssigkeit benötigt, um zu funktionieren. Trinken Sie also Mineralwasser, Kräuter- und Früchtetees (ungesüßt) und Saftschorlen. Alkohol bitte nur in Maßen genießen. Zu viel Hochprozentiges führt zum Absterben der grauen Zellen, die Leistungsfähigkeit des Gehirns geht langsam zurück. Trinken Sie auch nicht zu viel Kaffee. Das Koffein zieht die Gehirngefäße zusammen, so dass das Blut schneller fließen muss. Vorübergehend fühlen Sie sich zwar topfit. Doch nach einer Stunde lässt der Effekt nach, danach kommt es zu einem Leistungstief. Tee ist besser, obwohl auch er Koffein (früher Teein genannt, jetzt umbenannt, weil er die gleichen Inhaltsstoffe hat) enthält, allerdings nur halb so viel wie Kaffee. Die Gerbstoffe im Tee geben das Koffein langsamer und gleichmäßiger an das Gehirn ab. Deshalb hält der Munterkeitseffekt länger an.

Auch die Ernährung muss stimmen. Das Gehirn verbraucht 20 Prozent der Kalorien, die Sie täglich zu sich nehmen. Wenn Sie das Falsche essen, haben Sie nicht nur rasch wieder Hunger, sondern können sich auch nur schlecht konzentrieren. Energie wird von der Glucose, einem Kohlenhydrat, an das Gehirn geliefert. Wenn Sie reichlich von den richtigen Kohlenhydraten essen, wie sie in Vollkornprodukten, Gemüse und Obst enthalten sind, können Ihre grauen Zellen besser arbeiten. Nehmen Sie zum Kochen und Braten Fette, die vor allem Omega-3-Fettsäuren enthalten wie sie in Oliven-, Raps-, Walnuss-, und Leinöl enthalten sind. In Seefischen wie Makrele, Hering, Thunfisch, Lachs, Heilbutt und Sardine stecken ebenfalls die wertvollen Ölsäuren. Perfekte Fitmacher für das Gehirn sind Bananen. Sie enthalten das Mineral Kalium, das die Informationsübertragung zwischen den Nerven verbessert, so dass Sie schneller denken können. Ähnlich positiv wirken auch Sojaprodukte, deren Phytoöstrogene das Gehirn anregen und Verbindungen zwischen den Nervensträngen herstellen.
Wie sieht es nun mit all den Gehirnfitness-Präparaten aus, mit denen ein Milliardengeschäft gemacht wird? Den vollmundigen Versprechungen, die angeblich Ihr Gehirn zu Höchstleistungen bringen werden, sollten Sie keinen Glauben schenken. Es gibt keine gesicherten Erkenntnisse, geschweige

denn Studien, die belegen, dass beispielsweise Lecithin und Co. sich positiv auf die Gedächtnisleistung auswirken. Auch Knoblauch- und Ginsengpräparate bleiben den Beweis schuldig. Einzig der Wirkstoff des Ginkgobaumes steigert nachweislich die geistige Leistungsfähigkeit. Doch Vorsicht, wenn Sie sich für ein Ginkgo-Präparat entscheiden. Die Wirkstoffmenge muss stimmen. Das heißt, Sie müssen täglich mindestens 240 mg Ginkgo zu sich nehmen, um einen Effekt zu erreichen. Das funktioniert mit den angepriesenen Tees überhaupt nicht. Auch bei den meisten angebotenen Tabletten ist die Wirkstoffmenge nicht im Entferntesten ausreichend. Achten Sie also beim Kauf genau auf die Wirkstoffmenge. Bezahlen Sie lieber ein paar Euro mehr in dem Wissen, dass Sie auch wirklich etwas für Ihre grauen Zellen tun.

Seit geraumer Zeit ist auch die Folsäure, ein Vitamin der B-Gruppe, ins Gespräch gekommen, nachdem drei Jahre dauernde Studien in den USA und den Niederlanden beeindruckende Ergebnisse lieferten. Bei den Studienteilnehmern im Alter von 50 bis 75 Jahren zeigte sich eine deutliche Besserung der kognitiven Leistungen, die im Durchschnitt mit jener von zwei bis fünf Jahre jüngeren Menschen vergleichbar waren. Die empfohlene Tagesdosis Folsäure liegt laut der Deutschen Gesellschaft für Ernährung (DGE) bei 400 Mikrogramm. Vollkornprodukte, Leber und grünes Gemüse wie Spinat und Broccoli sind Lieferanten dieses

Folsäure verbessert die kognitiven Leistungen Ihres Gehirns und macht um fünf Jahre jünger.

Vitamins. Es gibt in Deutschland inzwischen auch Jodsalz auf dem Markt, dem Folsäure zugefügt wurde.

Und noch ein wichtiger Faktor darf nicht vergessen werden: Trainieren Sie Ihr Gehirn. Denn auch hier bewahrheitet sich der von mir schon zitierte Spruch „Wer rastet, der rostet". Trainieren Sie Ihr Zahlen- und Namensgedächtnis. Wie wäre es damit: Wenn Sie an der Kasse im Supermarkt stehen, rechnen Sie vorab im Kopf aus, wie hoch die Rechnung ausfallen wird. Na, haben Sie richtig gerechnet? Wenn nicht, üben Sie weiter. Vergessen Sie Telefonnummern? Dann unterteilen Sie die Ziffern in Zweier- oder Dreiergruppen. Das ist leichter zu merken, weil sich so ein Rhythmus einstellt. Lesen Sie, denn lesen bildet nicht nur, sondern trainiert auch Ihre geistige Beweglichkeit. Rekapitulieren Sie ein Buchkapitel oder einen Artikel in einer schriftlichen Zusammenfassung. Lernen Sie eine andere Sprache, ein Musikinstrument, suchen Sie sich ein Hobby, das Sie auch wirklich begeistert. Dann können Sie sich mit Gleichgesinnten austauschen. Es gibt zahlreiche Bücher zum Thema Gehirnjogging. Schauen Sie doch mal rein, vielleicht finden Sie Gefallen an Denksportaufgaben. Wichtig: Verlieren Sie nicht die Geduld.

5.7 Depressive Verstimmungen

Vorab möchte ich eine Anmerkung machen. In diesem Kapitel geht es um depressive Verstimmungen. Nicht um

Depressionen. Denn diese sind eine eigenständige Krankheit, die mit den Wechseljahren nichts zu tun hat. Die Behandlung von Depressionen gehört, gleich in welchem Lebensalter, in die Hand eines Fachmannes. In diesem Kapitel geht es um Tage, an denen Ihnen einfach dunkel zumute ist. An denen Sie nichts aufheitern kann, außer dem Gedanken vielleicht, dass morgen alles wieder normal ist. „Die hat mal wieder ihre Launen", heißt es da häufig in Ihrem Umfeld. Das stimmt sogar irgendwie. Man ist tatsächlich schlecht gelaunt, traurig, niedergeschlagen, gereizt, müde, abgespannt, ängstlich, ohne dafür einen Grund nennen zu können. Man ist eben schlechter Stimmung. Solche Stimmungsschwankungen und depressiven Verstimmungen sind nicht ungewöhnlich während der Wechseljahre. Aber eben belastend. Die Mediziner sind sich noch uneins darüber, ob die Hormone überhaupt einen Einfluss auf Stimmungsschwankungen haben und wenn ja, wie groß er ist.

Ob Hormone wirklich die Ursache für Stimmungsschwankungen sind, ist noch nicht geklärt.

Frauen, die schon früher unter depressiven Verstimmungen gelitten haben, werden das auch während des Klimakteriums erleben. Dasselbe gilt für Frauen, denen das Prämenstruelle Syndrom (PMS) die Tage vor den Tagen bescherte. Auch bei ihnen wird sich während der Wechseljahre daran kaum etwas ändern. Vielleicht haben Sie sogar für sich schon Mittel und Wege gefunden, mit diesen manchmal lästigen

Symptomen fertig zu werden. Falls nicht, gebe ich Ihnen gleich noch ein paar Tipps, wie man die trüben Gedanken verscheuchen kann. Aber auch Frauen, für die PMS ein Fremdwort ist, klagen während des Klimakteriums häufig über solche grauen Tage. Deshalb möchte ich Sie noch einmal daran erinnern, Ihre Wechseljahre positiv zu betrachten. Nehmen Sie die körperlichen Veränderungen gelassen an. Ihre Weiblichkeit ist nicht von der Fähigkeit abhängig, Kinder zu bekommen. Auch Ihr Sexualleben, auf das wir in einem anderen Kapitel noch zu sprechen kommen, ist nicht am Ende angelangt. Sex ist keine Frage des Alters!
Zurück zu den Stimmungsschwankungen. Es gibt diverse Untersuchungen, die belegen, dass sportliche Betätigung, Meditation und Entspannungsübungen die Stimmungslage erheblich verbessern. Dazu eine ausgewogene Ernährung mit viel Obst und Gemüse, wenig Alkohol und Kaffee, wenig Stress und ausreichend Schlaf. Wie schon im Kapitel über die Osteoporose rate ich Ihnen, sich eine Sportart auszusuchen, die Ihnen so viel Spaß macht, dass Sie gerne und konsequent dabei bleiben. Vielleicht können Sie sich mit einer oder mehreren Freundinnen zusammentun und gemeinsam sportlich etwas auf die Beine stellen.

Sport wirkt sich positiv auf Ihr Gemüt aus und verbessert nachweislich die Stimmungslage.

Apropos Freundin. Untersuchungen haben gezeigt, dass Frauen, die sich mit anderen austauschen, über ihre Probleme sprechen können, viel weniger unter Stimmungstiefs leiden. Das Gefühl, nicht alleine zu sein mit diesem emotionalen Auf und Ab, nimmt den Tagen ihre Dunkelheit. Und natürlich sind intakte Partnerschaften Balsam für die empfindsame Seele.

Unterstützend bietet Ihnen die Alternativmedizin vielfältige Möglichkeiten, etwas gegen Stimmungsschwankungen zu unternehmen. Beginnen wir mit den homöopathischen Mitteln. Wenn Sie sich damit auskennen, umso besser. Für Neulinge empfiehlt sich die Beratung durch einen Arzt mit guten homöopathischen Kenntnissen oder einen Heilpraktiker.

Gegen Stimmungsschwankungen helfen Sepia D12 (Tintenfisch), Pulsatilla D12 (Küchenschelle), Chamomilla D12 (Kamille), Cimicifuga D12 (Silberkerze), Lachesis D12 (Gift vom Buschmeister), Hypericum D12 (Johanniskraut), Platinum D12 (Platin).

Anwendung: Ein- bis zweimal täglich zehn Tropfen, 10 Globuli, eine Tablette oder eine Messerspitze Pulver der ausgewählten Mittel.

In besonderem Maße hilfreich ist bei Stimmungsschwankungen die Bachblüten-Therapie. Sie ist die einzige Behandlungsform im alternativen Spektrum, die die psychische Verfassung eines Patienten als Ausgangsbasis für die Behandlung nimmt. Dr. Edward Bach, Begründer der Bach-Therapie und englischer Arzt (1886–1936), betätigte sich nach seinem Medizinstudium zunächst in der Forschung, dann entdeckte er die Homöopathie und gelangte schließlich zu der Überzeugung, dass sich Krankheiten nur dann heilen lassen, wenn die emotionalen Ursachen, die zur Krankheit führen, behandelt werden. Insofern gilt Bach heute als Pionier der psychosomatischen Medizin. Auch wenn bislang der wissenschaftliche Beweis für die Wirksamkeit fehlt, dass Bachblüten helfen, wächst die Zahl der Anhängerschaft.

38 Pflanzen hat Bach im Laufe seines Medizinerlebens entdeckt und zu Essenzen verarbeitet. Zu den bekanntesten gehören zweifellos die Notfalltropfen (Rescue Remedy), die bei Mensch und Tier in heiklen Situationen angewendet werden. Eine Bekannte von mir, die unter panischer Angst vor dem Zahnarzt leidet, nimmt vor jedem Zahnarztbesuch Notfalltropfen. Seither wird das Bohren zwar nicht zum Vergnügen, aber erträglich. Die Notfalltropfen bestehen aus einer Mischung von fünf Blütenpräparaten: Impatiens (Drüsentragendes Springkraut), Star of Bethlehem (Doldiger Milchstern), Cherry Plum (Kirschpflaume), Rock Rose (Gelbe Sonnenröschen) und Clematis (Weiße Waldrebe).

Bach hat seine Pflanzen in sieben Gruppen mit unterschiedlichen Emotionen eingeteilt. Eine davon hat im Behandlungsschema Angst und Ängstlichkeit zur Grundlage. Aus diesem Bereich sind folgende Essenzen bei depressiven Verstimmungen hilfreich: Aspen (Zitterpappel) kann man gegen Ängste einsetzen, die auf irrationaler Basis beruhen, also durch nichts begründet sind. Die Cherry Plum (Kirschpflaume) richtet sich an Menschen, die eine innere Zerrissenheit spüren, die dann in plötzlichen Gefühlsaus-

brüchen mündet. Mimulus (Gefleckte Gauklerblume) unterstützt furchtsame Menschen, die sehr schüchtern und dünnhäutig sind. Situationen, die ihnen Angst machen, lösen Schweißausbrüche und Herzrasen aus. Red Chestnut (Rote Rosskastanie) macht jene gelassener, die sich ständig um Menschen sorgen, die ihnen nahe stehen. Rock Rose (Gelbes Sonnenröschen) ist auch in den Notfalltropfen enthalten. Als singuläre Essenz beruhigt sie bei Angstattacken. Aus einer anderen Gruppe stammt Walnut (Walnussbaum). Diese Bachblütenessenz wird vor allem dann eingesetzt, wenn Menschen sich, aus welchen Gründen auch immer, neu orientieren müssen. Darum ist sie für die Wechseljahre wie geschaffen. Walnut soll die eigene Durchsetzungsfähigkeit erhöhen und Ablösungsprozesse erleichtern.
In der Gruppe Mutlosigkeit, Kummer und Verzweiflung ist es vor allem Elm (Englische Ulme), die Ihnen helfen kann, wenn Sie das Gefühl haben, in einer Krise zu stecken, Ihnen die Arbeit nicht von der Hand geht und Ihre Leistungsfähigkeit abgenommen hat.
Die Anwendung der Bachblütenessenzen ist einfach: Träufeln Sie fünfmal täglich jeweils zwei bis drei Tropfen unter Ihre Zunge. Sie können mehrere Essenzen miteinander mischen.

Auch mit Kräutern können Sie Ihre Stimmung aufhellen. Melisse, Johanniskraut, Passionsblume, Baldrian, Rosmarin, Basilikum, Lavendel, Hopfen, Helmkraut, Jasmin, Schafgarbe, Ylang-Ylang, Salbei und Weißdorn eignen sich gut. Bereiten Sie sich e[illegible]zelnen Kräutern einen Tee zu oder stellen Sie Teemischungen zusammen oder – falls Ihnen das lieber ist – nehmen Sie eine Tinktur. Wie das geht, haben Sie ja schon im Kapitel „Hitzewallungen: Kräuter und Co. gegen Wallungen“ erfahren.

Wenn Sie ätherische Öle mögen, probieren Sie zur Stimmungsaufhellung Lavendel, Rose, Jasmin, Bergamotte, Zitrone oder Basilikum. Wie Sie die ätherischen Öle anwenden, bleibt Ihnen überlassen. Ob Sie verschiedene Duftlampen aufstellen, ein Bad nehmen, Ihre Bodylotion damit anreichern oder den Duft einfach nur einatmen, ist eine Frage Ihres Geschmacks. Achten Sie allerdings beim Einkauf der ätherischen Öle auf gute Qualität. Die lichtempfindlichen Essenzen müssen in dunklen Fläschchen abgefüllt sein und die Aufschrift „Ätherisches Öl“ tragen. Dann können Sie ziemlich sicher sein, dass es sich nicht um synthetisch hergestellte Öle handelt, die als Duftöl oder Aromaöl billig angeboten werden, aber wertlos sind.

Mit Kräutern, Bachblüten und Aromaölen können Sie Ihre Stimmung wieder aufhellen.

5.8 Schlafstörungen

Häufig klagen Frauen in den Wechseljahren über Schlafstörungen. Entweder können sie nicht einschlafen oder schla-

fen nicht durch, wachen zu früh auf und sind am nächsten Morgen alles andere als ausgeruht. Das kann auf Dauer sehr zermürbend sein und schlägt sich nicht nur auf das Allgemeinbefinden nieder, sondern auch auf die Stimmungslage. Frau wird gereizt und unleidlich.
Zu einem guten Schlafklima können die gerade erwähnten Aromaöle beitragen. Angenehme Düfte harmonisieren Ihr Innenleben und erleichtern Ihnen die Entspannung. Nehmen Sie bei Einschlafproblemen oder Schlaflosigkeit ein Bad mit Neroli, wovon Sie vier Tropfen in das Badewasser geben. Nach 20 Minuten leicht trockentupfen, danach ins Bett. Falls Sie immer wieder nachts aufwachen, probieren Sie ein Basilikumbad vor dem Schlafengehen: Sechs Tropfen in das Badewasser träufeln. Nach dem Bad sofort zu Bett gehen. Lavendel hat einen besonders beruhigenden Effekt. Entweder Sie stellen sich eine Duftlampe in Ihr Schlafzimmer, oder Sie legen sich ein kleines Kräuterkissen in die Nähe Ihres Bettes.
Zur besseren Entspannung trinken Sie vor dem Schlafengehen einen Kräutertee aus Hopfen, Baldrian, Melisse oder Lavendel in kleinen Schlucken. Bei Einschlafstörungen hilft folgende Mischung: Je 20 g Melissenblätter, Hopfenzapfen, Lavendel-, Orangen- und Rosenblüten.

Ich möchte Ihnen dringend von der Einnahme von Schlafmitteln abraten. Sie führen über kurz oder lang zu physischer und psychischer Abhängigkeit.

Wichtig zu wissen!

Außerdem gibt es noch ein paar Tricks, die Sie ganz einfach umsetzen können, wenn Sie unter Schlafproblemen leiden:

- Gehen Sie nicht zu früh schlafen. Im Laufe der Jahre werden die meisten (nicht alle) Menschen weniger Schlaf benötigen. Tragen Sie diesem Umstand Rechnung und gehen Sie erst ins Bett, wenn Sie wirklich müde sind. Sonst wälzen Sie sich unnötig umher.
- Halten Sie keinen Mittagsschlaf, wenn Sie Schlafprobleme haben, sonst verringern Sie Ihre abendliche Müdigkeit.
- Ihr Schlafzimmer sollte nicht wärmer als 18 Grad sein. Am besten schlafen Sie bei geöffnetem Fenster.
- Ein Klassiker unter den Schlafhilfen ist die heiße Milch mit Honig. Nicht jedem hilft sie, aber einen Versuch ist es wert.
- Sechs Stunden vor dem Zubettgehen keinen Kaffee mehr trinken, ebenso keinen schwarzen und grünen Tee oder Cola. Diese Getränke enthalten schlafhemmendes Koffein.
- Drei Stunden vor dem Zubettgehen keinen Alkohol trinken. Der erleichtert zwar das Einschlafen, beeinträchtigt jedoch die Schlafqualität.
- Stehen Sie morgens immer zur selben Zeit auf, auch wenn Sie schlecht geschlafen haben. Auf diese Weise ist der Körper abends müde genug, um dann einzuschlafen.
- Keine spannende Lektüre abends lesen oder einen TV-Krimi ansehen, das hält wach. Versuchen Sie es mit etwas ganz Langweiligem.
- Keine Problemgespräche im Bett führen.
- Das Schlafzimmer muss dunkel sein. Vermeiden Sie Lichtquellen, die Sie am Einschlafen hindern.

6 Ernährung in den Wechseljahren

Bei allen Befindlichkeiten oder Beschwerden während der Wechseljahre – überhaupt während des gesamten Lebens – spielt die Ernährung eine tragende Rolle. Je ausgewogener Sie essen, desto besser kommen Sie durch das Klimakterium. Ausgewogen heißt: wenig Fett und Zucker, viele Ballaststoffe, genügend Vitamine und Mineralstoffe. Dann brauchen Sie auch nicht um Ihr Gewicht zu fürchten, wovor ja viele Frauen Angst haben. Ich habe es im Kapitel „Wenn Probleme auftreten" bereits angesprochen: Mit zunehmendem Alter sinkt der Energiebedarf, da der Stoffwechsel langsamer arbeitet. Während Sie bis zum Alter von 33 Jahren 100 Prozent an Kalorien benötigen, sinkt der Bedarf zwischen 33 bis 55 Jahren um zehn Prozent. Zwischen 55 und 75 Jahren sogar um 15 Prozent und ab 75 Jahren dann noch einmal um zehn Prozent.

Wenn Sie berücksichtigen, dass Ihr Stoffwechsel im Alter langsamer arbeitet und Sie deshalb weniger Kalorien benötigen, bereitet Ihnen das Gewicht keinen Kummer.

An folgendem Beispiel will ich Ihnen das verdeutlichen: Der Kalorienbedarf einer 30-Jährigen liegt bei leichter sitzender Tätigkeit bei 2 200 kcal täglich. Fünf Jahre später reduziert sich der Bedarf um zehn Prozent auf 1 980 kcal. Wenn die Dame das Alter von 55 erreicht hat, benötigt sie nur noch 1 680 Kalorien, also 15 Prozent weniger. Und mit 75 Jahren ist nur noch eine Zufuhr von 1500 kcal notwendig. Zusammengezählt reduziert sich also die Kalorienmenge um 700 kcal. Das ist eine ganze Menge. Wer das ignoriert, wird mit kneifendem Hosen- und Rockbund bestraft. Testen Sie doch selbst einmal, wie Ihr derzeitiges Gewicht einzustufen ist. Als Richtwert für die Berechnung des Gewichtes gilt der BMI, der Body-Mass-Index. BMI = Gewicht in Kilogramm, geteilt durch Körpergröße im Quadrat. Beispiel: Sie wiegen 65 Kilogramm und sind 1,63 groß. Berechnung: 65 (Gewicht) geteilt durch 2,6569 (Körpergröße im Quadrat) ergibt einen BMI von 24. Damit liegen Sie im Normbereich.

Grundsätzlich sollten Sie versuchen, Ihr Normalgewicht zu halten oder es anzustreben. Ihr gesamter Körper profitiert davon. Die Gelenke werden geschont (Sahnetorte und Co. gehen sehr wohl auf die Gelenke!), Herz und Kreislauf werden nicht überlastet. Außerdem Hand aufs Herz: Sie fühlen sich einfach auch besser, sind vitaler und bewegungsfreudiger. Zudem senken Sie mit einer bewussten Ernährung Ihr Brustkrebsrisiko.
Raufen Sie sich nicht gleich die Haare: Gesund essen ist einfacher als Sie denken, und es schmeckt obendrein auch besser als Sie befürchten. Im Prinzip ist die Ernährungsempfehlung für Sie genau die gleiche wie für jüngere Menschen. Ausreichend gesunde Kohlenhydrate und Eiweiß, wenig

Fett. Nur heißt es jetzt: von allem etwas weniger. Kohlenhydrate sind in allen pflanzlichen Lebensmitteln enthalten. Chemisch betrachtet sind Kohlenhydrate nichts anderes als Zucker, von denen es unterschiedliche Arten gibt.

Zum einen gibt es den Einfachzucker, dazu gehören Trauben-, Frucht- und Schleimzucker. Zum anderen den Zweifachzucker, zu dem Malz-, Haushalts- und Milchzucker zählen. Zu den Vielfachzuckern werden Stärke und Glykogen gerechnet.

Besonders ungünstig sind Haushalts-, Trauben- und Malzzucker. Sie gehen rasch ins Blut und lassen den Blutzucker schnell ansteigen. Die Bauchspeicheldrüse schüttet Insulin aus, das den Zucker in die Körperzellen befördert. Daraufhin sinkt der Blutzucker wieder. Resultat: Sie sind schon wieder hungrig. Das lässt sich vermeiden, wenn Sie sich an Vollkornprodukte halten, die sind reich an Ballaststoffen, Mineralien und Vitaminen. Kaufen Sie Vollkornbrot und Vollkornnudeln. Essen Sie Ihr Müsli mit Vollkornflocken.

Gesunde Kohlenhydrate sind auch in Kartoffeln, Gemüse und Obst enthalten. Vorsicht geboten ist bei den heiß geliebten Süßigkeiten aller Art. Machen Sie möglichst einen Bogen um solche Kalorienbomben wie Kuchen, Pralinen, Schokolade, gesüßte Getränke oder Knabbereien. Aber der Verzicht auf Süßigkeiten fällt vielen schwer. Erlegen Sie sich deshalb kein totales Verbot auf, das führt nur irgendwann zu unkontrolliertem Essen. Gönnen Sie sich besser hin und wieder eines Ihrer Lieblingssüßigkeiten als Belohnung. Was

Sie jedoch umgehend tun können, um Kalorien zu sparen: statt Zucker im Kaffee oder Tee Süßstofftabletten nehmen, denn ein Gramm Zucker beglückt uns immerhin mit vier Kalorien.

Der zweite wichtige Baustein unsere Ernährung ist Eiweiß, auch als Protein bekannt. Eiweiß ist ein Multifunktionstalent. Es ist Bestandteil von Organen, Knochen, Haut, Haar und Muskeln. Es ist am Auf-, Ab- und Umbau unserer Zellen maßgeblich beteiligt. Enzyme, Hormone und Abwehrzellen bestehen aus Eiweiß. Außerdem ist es für den Eisen- und Fetttransport im Blut zuständig. Den täglichen Bedarf an Eiweiß gibt die Deutsche Gesellschaft für Ernährung (DGE) mit 46 g pro Tag für Frauen zwischen 51 und 65 Jahren an, danach sinkt er auf 44 g täglich. Der Bedarf ist nicht schwierig zu decken. Proteine finden sich in tierischen Lebensmitteln wie Fleisch, Wurst, Fisch, Eiern, Milch und Milchprodukten. Hier ist jedoch wieder Zurückhaltung angesagt. Gerade Fleisch, Wurst und Milchprodukte können sehr fetthaltig sein. Diesbezüglich sollten Sie also auf den Gehalt achten und fettarmen Produkten den Vorzug geben. Sehr gute und gleichzeitig fettarme Eiweißlieferanten sind Getreide, Kartoffeln, Hülsenfrüchte und Soja.

Beim dritten und wichtigsten Baustein unserer Ernährung handelt es sich um Fette, die aus Glycerin und Fettsäuren bestehen. Mit neun Kalorien pro Gramm Fett liefern sie die meiste Energie von allen Basisnährstoffen. Sie dienen zudem als Träger der fettlöslichen Vitamine A, D, E und K.

Unser Organismus kann diese Vitamine nur unter Zuhilfenahme der Fette verwerten.
Der tägliche Fettbedarf liegt bei einem Gramm pro Kilogramm Körpergewicht. Es ist allerdings hinlänglich bekannt, dass wir schon seit Jahrzehnten viel zu viel Fett verzehren, was sich entsprechend auf den Körperumfang auswirkt. Das Problem mit den Fetten ist, dass sie gut schmecken, sie sind hervorragende Träger von Geschmacks- und Aromastoffen. Dieser Nebeneffekt verführt zu vermehrtem Fettkonsum, weil „es doch so gut schmeckt" und hat weitreichende Folgen: Der Anteil übergewichtiger Kinder und Erwachsener nimmt erschreckend zu, und damit steigen auch die Kosten unseres Gesundheitssystems, denn derartiges Übergewicht bleibt nicht ohne gesundheitliche Konsequenzen. Schon 15-Jährige leiden heute aufgrund ihres Übergewichtes unter Bluthochdruck, Herzkrankheiten und Gelenkschäden.
Es ist aber nicht nur eine Frage, wie viel Fett man isst, sondern auch, welches. Unterschieden wird generell zwischen tierischen und pflanzlichen Fetten. Fette bestehen aus Fettsäuren mit einer oder mehreren chemischen Doppelbindungen. Hier wiederum gibt es die gesättigten und ungesättigten Fettsäuren. Die gesättigten sind am gefährlichsten, weil sie sofort in die Fettdepots wandern. Ungesättigte Fettsäuren hingegen werden bei Bauprozessen im Körper benötigt und liefern dafür wichtiges Material. Hinzu kommt die Unterscheidung zwischen einfach ungesättigten und doppelt oder mehrfach ungesättigten Fett-

säuren. Für den Körper am wichtigsten sind die zwei- und mehrfach ungesättigten Fettsäuren, da er sie nicht selbst herstellen kann, diese Fette aber als Transportmittel zu jenen Zellen benötigt, die Energie brauchen. Deshalb nennt man sie auch essentielle (lebensnotwendige) Fettsäuren. Fast alle Lebensmittel enthalten die Fette aller drei Kategorien, also gesättigte, ungesättigte und mehrfach ungesättigte. Die gefährlichen gesättigten überwiegen in tierischen Nahrungsmitteln und Milchprodukten.

Greifen Sie in allen Bereichen der Lebensmittel zu fettarmen Produkten.

Im praktischen Alltag heißt das für Sie: Lassen Sie die Finger von den gesättigten Fettsäuren, das sind Dickmacher erster Güte. Leider aber eben auch die Hauptfettquelle, als da sind Wurst, Fleisch, gehärtete Fette wie Butter und Kokosfett, fette Käsesorten und fette Milchprodukte. Also gilt auch hier: Geben Sie fettarmen Produkten wie Geflügel und Wild den Vorzug. Überhaupt sollten Sie Fleisch und Wurst nicht täglich auf den Tisch bringen. Zweimal wöchentlich ist mehr als ausreichend.
Die ungesättigten Fettsäuren sind in der Hauptsache pflanzlichen Ursprungs und in Nüssen, Samen, Getreide und Blattgemüse enthalten. Zu den bekanntesten unter den einfach ungesättigten Fettsäuren gehört inzwischen das Olivenöl, dessen hoher Verbrauch in den Mittelmeerländern zu deutlich weniger Herz-Kreislauferkrankungen führt als bei uns.

Auch Rapsöl, Avocados und Nüsse sind mit diesen gesunden Fettsäuren gesegnet. Wer gesundheitsbewusst is(s)t, sollte zum Kochen und Braten nur solche Öle verwenden. Auch als Brotaufstrich gibt es inzwischen Margarinen, die Olivenöl enthalten. Avocados und Nüsse haben den Nachteil, dass sie zwar gesund sind, man wegen des hohen Fettgehaltes aber nicht allzu viel davon essen kann.
Die Stars unter den gesunden Fetten sind die mehrfach ungesättigten, die Omega-3-Fettsäuren. Sie sind enthalten in Lein-, Soja-, Hanf-, Walnuss- und Weizenkeimöl und Seefischen wie Lachs, Makrele, Hering, Thunfisch, Heilbutt und Sardine. Den Omega-3-Fettsäuren werden positive Wirkungen auf das Herz-Kreislauf-System zugeschrieben, außerdem verhindern sie Arteriosklerose. Schon ein Teelöffel Leinöl deckt Ihren Tagesbedarf. Wenn Sie außerdem noch zwei- bis dreimal pro Woche Fisch essen, sind Sie gut versorgt.
Zu den absolut gesundheitsschädlichen Fetten gehören die sogenannten Transfettsäuren. Als gesichert gilt, dass sie den LDL-Spiegel, also das sogenannte schlechte Cholesterin, in die Höhe treiben, da der Körper diese Fette nur schwer abbauen kann. In der Folge kommt es zu Herzinfarkt und Schlaganfall. Sie stehen außerdem im Verdacht, Krebs auszulösen, für Allergien verantwortlich zu sein und das Immunsystem zu schädigen.
Bei den Transfettsäuren handelt es sich um ungesättigte Fettsäuren, die chemisch verändert wurden. Bei diesem

Prozess, den man Hydrogenierung nennt, entstehen aus flüssigen Ölen feste Fette. Da dieses Fett nicht ranzig wird, ist es natürlich für die Nahrungsmittelindustrie von großem Interesse. Besonders hohe Mengen sind in frittierten Produkten und Backwaren zu finden, wie Pommes, Tiefkühl-Pizzen, Chips, Keksen, Crackern, Berlinern, Kuchenmischungen, panierten Hühnerbrüsten, Croissants, Müsli- und Schokoriegeln, harten Backmargarinen, Sonnenblumenmargarinen, Nuss-Nougat-Cremes. Um Fastfood-Restaurants sollten Sie einen großen Bogen machen, denn dort finden sich in der Regel die meisten Transfette. Während in den USA seit Anfang 2006 alle Lebensmittel, die mehr als 0,5 g Transfette enthalten, gekennzeichnet werden müssen, ist das in Deutschland noch nicht der Fall. Allerdings haben viele Nahrungsmittelhersteller reagiert und produzieren inzwischen transfettfrei. Wenn Sie Produkte finden, auf denen „transfettfrei" oder „enthält keine Transfette" oder „frei von gehärteten Fetten" steht, können Sie diese getrost in den Einkaufswagen legen. Hände weg von Nahrungsmitteln, auf denen „pflanzliche Öle, gehärtet" zu lesen ist. Bei Margarinen auf die Bezeichnung „ungehärtet" achten.

Um Ihnen das Einkaufen zu erleichtern, sehen Sie in der nachfolgenden Tabelle, um welche Lebensmittel Sie bezüglich des Fettes einen großen Bogen machen sollten und bei welchen die Ampel auf grün steht.

||| Wichtig zu wissen!

Empfehlenswert	Nicht empfehlenswert
Milchprodukte	
Milch mit maximal 1,5 % Fettanteil, Magerquark, magere Joghurtsorten, Käsesorten mit maximal 30 % Fett, Butter, Schweineschmalz, Kokosfett	Vollmilch mit mehr als 3,5 %, Sahne, Crème fraîche, Creme double, alle Käsesorten über 45 %
Fleisch	
Geflügel wie Pute, Hühnchen, Fasan, Entenbrust (aber ohne Haut), Wild, Kalb, Schwein (Filet)	Fettdurchzogene Teile wie Nackenstücke, Schweinebauch, Gemischtes Hack, Innereien, paniertes Fleisch, Fleischkonserven
Wurst	
Sorten ohne Fettrand, Roastbeef, Putenbrust, Corned Beef, Geflügelwurst, Lachsschinken	Leberwurst, Speck, Fleischwurst, Salami, Pasteten
Fisch	
Alle fettreichen Seefische (wegen Omega 3): Steinbeißer, Hecht, Felchen, Seezunge, Scholle, Steinbutt, Forelle, Flunder, Seelachs, Rotbarsch, Dorsch, Heilbutt, Schellfisch, Flunder, Seezunge, Kabeljau, Zander	Fisch in Dosen (mit Soßen), Kaviar, Krusten- und Schalentiere (viel Cholesterin)
Getreideprodukte	
Vollkornbrot und -nudeln, Vollkornflocken, ungeschälter Reis	Croissant, Weißbrot und -brötchen, Sahne- und Cremekuchen, Süßes aus Mürbeteig, Käsegebäck
Naschwerk	
Pudding und Süßspeisen aus fettarmer Milch, Fruchteis, Sorbets, entölter Kakao	Cremes, Milch- und Sahneeis, Vollmilchschokolade, Nuss-Nougat-Sahneprodukte, Pralinen

Mit dieser doch recht beachtlichen Anzahl an Lebensmitteln können Sie sich während des Klimakteriums – und darüber hinaus – problemlos gesund ernähren. Es gibt aber noch weitere Nahrungsmittel, die ich Ihnen ans Herz legen möchte, die ganz andere Vorzüge haben, als nur fett- oder kalorienarm zu sein. Zu Beginn des Kapitels „Hitzewallungen: Kräuter und Co. gegen Wallungen" habe ich kurz die Phytohormone gestreift. Diese Phytohormone wurden schon im 18. Jahrhundert entdeckt und sind seither immer wieder Gegenstand der Forschung. Dennoch ist das Geheimnis um die pflanzlichen Botenstoffe noch nicht vollständig erforscht. Bekannt ist inzwischen, dass die Pflanzenhormone den menschlichen Hormonen recht ähnlich sind. Zumindest so ähnlich, dass sie von unserem Körper als gleichberechtigt wahrgenommen werden und darum auch entsprechende Aufgaben übernehmen können. Es gibt Phytohormone, die Östrogene enthalten, andere Progesterone und wieder andere regen die Bildung körpereigener Hormone an.

Aufgrund ihrer Ähnlichkeit mit den menschlichen Botenstoffen werden die Phytohormone von unserem Körper als gleichberechtigt wahrgenommen.

Sie werden gleich lesen, wie viele Nahrungsmittel es gibt, die Hormone enthalten. Insofern können Sie Ihren Ernährungsplan abwechslungsreich gestalten, ohne das Gefühl zu haben, immer das Gleiche essen zu müssen. Sie sollten unbedingt bei den natürlichen Nahrungsmitteln bleiben und nicht zu Nahrungsergänzungsmitteln greifen. Im Kapitel „Hilfe bei Beschwerden“ habe ich Ihnen bereits eindringlich geschildert, wie gefährlich es sein kann, die auf dem Markt angebotenen Phytohormone zu nehmen. Lassen Sie sich nicht von den Versprechungen und der einfachen Handhabung – Tablette schlucken und fertig – blenden. Diese isolierten Pflanzenhormone haben einen beträchtlichen Einfluss auf das Hormongeschehen und können u. a. die Entwicklung von Brustkrebs begünstigen. Deshalb rät das Bundesinstitut für Risikobewertung davon ab, solche Präparate einzunehmen. Außerdem können Sie mit Pillen beim besten Willen kein schmackhaftes Menü auf den Tisch bringen.

Je nachdem, welche Beschwerden bei Ihnen vorliegen, ist es sinnvoll, entweder den Progesteronmangel oder den Östrogenmangel auszugleichen. Bei verminderter Progesteronproduktion, der vorwiegend in der Prämenopause auftritt, kommt es zu Müdigkeit, Gewichtszunahme vor der Menstruation, zu Anschwellungen im Bauch- und Brustbereich. Sie können reizbar und aggressiv werden und zu Zornesausbrüchen neigen.

Bei nachlassendem Östrogenhaushalt können sich ab der Perimenopause Schlafstörungen, schmerzhafter Eisprung und trockene Schleimhäute bemerkbar machen. Sie reagieren empfindlich, sind „nah am Wasser gebaut“ und neigen zu depressiven Verstimmungen. Sowohl in der Prä- als auch während der Perimenopause werden Hitzewallungen, Kopfschmerzen, Menstruationsbeschwerden und Gewichtszunahme beobachtet.

In der ersten Klimakteriumsphase sind vor allem progesteronhaltige Lebensmittel wichtig, danach die östrogenhaltigen.

Während der ersten Phase der Wechseljahre, also der Prämenopause, sind vor allem progesteronhaltige Nahrungsmittel hilfreich, beginnende Beschwerden zu lindern. In der folgenden Tabelle finden Sie in alphabetischer Reihenfolge einen Überblick über progesteronhaltige Gemüse- und Obstsorten sowie von Getränken, Kräutern, Salaten, Getreidearten und Gewürzen. Manchen Lebensmitteln werden Sie auch bei den östrogenhaltigen Nahrungsmitteln wieder begegnen, da sie sowohl Progesteron als auch Östrogene enthalten.
Bevor Sie sich die umfangreiche Liste zu Gemüte führen, noch ein Hinweis: Frauen, die bereits an einer hormonabhängigen Krebserkrankung leiden, sollten ihren Arzt fragen, ob der Verzehr von hormonhaltigen Nahrungsmitteln, insbesondere von Sojaprodukten, die stark östrogenhaltig sind, für sie unbedenklich ist.

	Progesteronhaltige Nahrungsmittel		**Östrogenhaltige Nahrungsmittel**	
Gemüse	Alfalfasprossen Bohnen Chinesische Yamswurzel (ähnelt der Süßkartoffel) Erbsen Gurken Karotten Kartoffeln	Kürbis Linsen Mais Mungobohnen Sellerie Soja Spargel Tomaten	Ackerlauch Alfalfasprossen Amaranth (Blätter werden als Gemüse gegessen, die Samen dienen als Getreide-ersatz bei Glutenunver-träglichkeit) Bohnen Erbsen	Gurken Karotten Kartoffeln Kichererbsen Kürbis Mais Mungobohnen Sellerie Soja Spinat Tomate
Obst	Ananas Bananen Brombeeren Datteln Erdbeeren Feigen Kokosnuss	Papaya Pfirsiche Sauerkirschen Wassermelonen Zitronen Zwetschgen	Ananas Apfel Aprikosen Avocados Bananen Brombeeren Datteln Erdbeeren Feigen	Granatapfel Himbeeren Kokossnüsse Papaya Pfirsiche Sauerkirschen Wassermelonen Zitronen Zwetschgen

	Progesteronhaltige Nahrungsmittel	Östrogenhaltige Nahrungsmittel
Getreide, Nüsse, Samen	Buchweizen Hafer Leinsamen Reis Sesam Weizen Erdnüsse Haselnüsse Mandeln Pistazien Sesam Sonnenblumenkerne	Buchweizen Edelkastanien Erdnüsse Hafer Haselnüsse Leinsamen Mandeln Pistazien Sesam Sonnenblumenkerne
Salate, Kräuter, Gewürze	Frauenmantel Honigklee Knoblauch Kopfsalat Küchenschelle Meerrettich Mönchspfeffer Nachtkerze Portulak Schafgarbe Wasserkresse Weinrebe	Bockshornklee Brennesselwurzel Gartenkresse Ginseng Hopfen Johanniskraut Knoblauch Kopfsalat Löwenzahn Lorbeerblätter Nachtkerze Portulak Rotklee Salbei Schafgarbe Senf Traubensilberkerz
Getränke	Kaffee Kakao Schwarztee	Kaffee Sanddornsaft Schwarztee

Einerseits ist man überrascht festzustellen, wie umfangreich die Liste der hormonhaltigen Nahrungsmittel ist. Andererseits stellt sich die Frage, warum eigentlich nicht alle Pflanzen Phytohormone enthalten. Ganz einfach: Das hängt mit den unterschiedlichen Pflanzengattungen zusammen. Phytohormone kommen nur in den sogenannten Höheren Pflanzen vor, auch als Landpflanzen bezeichnet. Diese Pflanzen haben einen komplizierteren Aufbau und benötigen für ihre Fortpflanzung Hormone. Im Gegensatz zu den Niederen Pflanzen, die ohne auskommen. Ähnlich wie beim menschlichen Hormonsystem transportieren die Phytohormone ihre Botschaft von Zelle zu Zelle oder von Zelle zu Organ. Die Hormone regulieren im wechselseitigen Zusammenspiel das Wachstum und die Entwicklung der Pflanze.

Nach dieser langen Liste an Nahrungsmitteln dürfte es Ihnen sicherlich nicht mehr allzu schwer fallen, sich gesund, aber dennoch abwechslungsreich zu ernähren. Auch sind die Lebensmittel bei näherer Betrachtung gar nicht so exotisch, dass sie a) hier nicht zu bekommen wären und b) auf völliges Unverständnis in Ihrer Familie stoßen dürften. Höchsten die Sojabohne. Aber vielleicht essen Sie und Ihre Lieben ohnehin schon Sojaprodukte, weil sich vielleicht die ganze Familie vegetarisch ernährt. Falls nicht, es lohnt sich auf jeden Fall, diese Bohne kennen zu lernen, da Soja vielseitig einsetzbar und geschmacklich sehr variantenreich verarbeitet werden kann.

Immerhin gelingt es Ihnen auf diese doch recht simple Weise, Ihren hormonellen Problemen während der Wechseljahrsbeschwerden ein Schnippchen zu schlagen. Außerdem beeinflussen Sie mit der Auswahl der Lebensmittel Ihre Gesundheit, Ihre Leistungsfähigkeit und nicht zuletzt Ihre Lebenserwartung.

Wie groß der Einfluss der Ernährung tatsächlich ist, zeigt sich am Speiseplan langlebiger Völker. In den 20er-Jahren des vorigen Jahrhunderts war der britische Armee-Arzt Robert McCarrison im Himalaya stationiert und lernte das Volk der Hunza kennen. Die Menschen waren alle schlank, kannten kaum Krankheiten und Gebrechen und wurden durchweg sehr alt. McCarrison fand heraus, dass sie sich überwiegend von Gemüse, Obst, Sprossen, Sojaprodukten, Getreide und Fisch ernährten. Menschen, die 100 Jahre und älter werden, gibt es jedoch nicht nur im Himalaya. Auch auf Kreta, in den Anden und im Pazifik entdeckten Forscher Menschen, die ganz offensichtlich aufgrund ihrer Ernährung ein enormes Lebensalter erreichen. Interessanterweise ähnelt sich die Ernährung der agilen Senioren, gleichgültig in welchem Zipfel der Erde sie wohnen. Ihre Ernährung besteht vorwiegend aus Gemüse, Obst, Getreide und Hülsenfrüchten, sie ist sehr fett- und salzarm, gewürzt wird vorwiegend mit Kräutern. Fleisch wird selten bis gar nicht gegessen, Fisch zwei- bis dreimal pro Woche. Sie sehen, gesunde Ernährung lohnt sich.

Zurück zu den Hormonen. Um sie geht es auch im nächsten Kapitel, wenngleich um eine ganz andere Art, um die äußerst umstrittenen synthetisch hergestellten Hormone und um die Hormonersatztherapie, kurz HET genannt.

7 Hormontherapie – ja oder nein?

Sie werden sich vielleicht wundern, dass bislang nur wenig zum Thema Hormonersatz gefallen ist. Das hat einen guten Grund. Da es sich bei den Wechseljahren um keine Krankheit handelt, liegt auch kein medikamentöser Handlungsbedarf vor. Denn darum handelt es sich zweifelsfrei bei den Hormonen. Wie gefährlich die künstlich produzierten Botenstoffe sind, haben die Ergebnisse groß angelegter Studien der vergangenen Jahre gezeigt. Die weltweit umfangreichste Studie zu diesem Thema ist die amerikanische WHI-Studie (Women's Health Initiative). Sie wurde 2002 nach fünf Jahren – acht Jahre waren geplant – abgebrochen, da sich die Brustkrebsrate der Frauen unter einer Hormonersatztherapie um 26 Prozent erhöhte, das Herzinfarktrisiko stieg um 24 Prozent. Die britische Million-Women-Studie bestätigte das Brustkrebsrisiko ein Jahr später. Noch größer wird die Gefahr bei der Einnahme von Östrogen-Gestagen-Kombinationen, sowohl für Brustkrebs als auch für Herz-Kreislauferkrankungen. Außerdem erhöht sich das Risiko mit Dauer der Einnahme. Mit jedem Jahr, in dem Frauen Hormone schlucken, so schrieben die medizinischen Fachzeitschriften in den USA, steigt die Gefahr, an Brustkrebs zu erkranken, um acht bis zehn Prozent. Eine alleinige hohe Östrogengabe vergrößert das Risiko, an

Gebärmutterkrebs zu erkranken, fördert Thrombosen (Venenverschlüsse), Embolien (Arterienverschlüsse), Gallenblasen- und Gallenwegserkrankungen. Diese erschreckenden Ergebnisse veranlasste die WHO dazu, die kombinierte Östrogen-Gestagen-Therapie als krebserregend einzustufen. Das Bundesinstitut für Arzneimittel und Medizinprodukte (BfArM) hat angeordnet, die Risikoangaben in den Beipackzetteln von Arzneimitteln zur Hormonersatztherapie zu erweitern um venöse Thromboembolien, koronare Herzkrankheit, Schlaganfall, Brustkrebs und Ovarialkarzinom.
Von den Studienergebnissen alarmiert, gab die Arzneimittelkommission der Deutschen Ärzteschaft eine neue Empfehlung zur Hormonbehandlung während der Wechseljahre heraus. Demnach soll die Hormonersatztherapie (HET) nur noch bei sehr starken Hitzewallungen und vaginaler Atrophie (vaginale Trockenheit) Anwendung finden. Auch zur Vorbeugung gegen Osteoporose darf die HET nicht mehr eingesetzt werden, wie Sie schon gelesen haben.

Hormone mit Östrogen-Gestagen-Kombinationen erhöhen das Risiko von Brustkrebs und Herz-Kreislauferkrankungen.

Die allerneueste Auswertung der WHI-Studie, die im März 2008 im amerikanischen Ärzteblatt veröffentlich wurde, zeigt, dass sogar jetzt, drei Jahre nach Abbruch der Hormontherapie, bei den Patientinnen weiterhin ein erhöhtes Krebsrisiko besteht. Gleichzeitig ließ die Minderung des Osteoporoserisikos fast unmittelbar nach Absetzen der Hormone nach. Damit wurde die Hoffnung zunichte gemacht, dass die Risiken, die mit einer HET verbunden sind, nach dem Absetzen der Präparate zurückgehen.

Eine Hormontherapie selbst – so sie sich nicht vermeiden lässt – muss heute so kurz wie möglich und mit der niedrigsten wirksamen Dosierung erfolgen. Das heißt, länger als ein Jahr sollten Sie auf keinen Fall Hormone einnehmen. Das Absetzen der künstlichen Botenstoffe muss unbedingt schleichend erfolgen, um das erneute Auftreten der Symptome zu vermeiden. Legen Sie dann eine Pause ein, in der Sie genau beobachten, ob die Beschwerden wiederkommen und in welcher Intensität. Möglicherweise stellen Sie dann fest, dass es auch ohne Hormone geht. Und falls doch wieder Beschwerden auftreten, ist ein Versuch mit den vielfältigen Alternativen, wie ich Sie Ihnen bereits aufgezeigt habe, eine weitaus bessere Lösung, als erneut zu Hormonen zu greifen. Das sollten Sie übrigens auch schon probieren, bevor Sie zu Hormonen greifen. Nur wenn Sie wirklich unter extrem starken Wechseljahrbeschwerden leiden, die auch nicht mit anderen Mitteln zu lindern sind, können Sie sich überlegen, ob Sie kurzfristig eine HET machen. Denken Sie in Ruhe darüber nach, und holen Sie in jedem Fall eine zweite ärztliche Meinung ein, bevor Sie eine Entscheidung treffen.

Der Traum vom Wundermittel Hormon, der in den 60er-Jahren des vorigen Jahrhunderts begann, ist ausgeträumt. Damals war es der amerikanische Arzt Robert Wilson, der die Hormone lautstark propagierte. In seinem Buch „Die vollkommene Frau" versprach er den Frauen faltenfreie Haut, keine Wechseljahrbeschwerden, keine Herzerkrankungen, keine Osteoporose, keine depressiven Verstimmungen, keine Abnahme der sexuellen Lust. Schenkte man ihm Glauben, blieben die Frauen nach der Hormoneinnahme jung, schön und sexuell attraktiv. Nichts davon hat sich bewahrheitet. Im Jahre 2002 stellte sich, aufgedeckt durch Wilsons Sohn Ron, heraus, dass Wilson für sein Buch vom amerikanischen Pharmariesen Wyeth Ayerst, heute nur noch Wyeth und größter Hormonproduzent der Welt, bezahlt wurde.
Trotz der Tatsache, dass das heute alles bekannt ist und trotz all dieser mehr als deutlichen Studienergebnisse, gibt es unter den Gynäkologen immer noch beharrliche Hormonbefürworter, die das Risiko vehement und uneinsichtig gering reden. Eine Hormonersatztherapie mit Östrogenen sei genauso notwendig wie die Insulingabe bei der Zuckerkrankheit, postulierten sieben deutsche Fachverbände im Jahre 2000. An dieser Einstellung rütteln viele Gynäkologen bis heute nicht.

Aus einer Studie des Wissenschaftlichen Institutes der AOK (WIdo), die 2005 durchgeführt wurde, lässt sich eine erschreckende Bilanz ziehen. (Wenn Sie Interesse an der kompletten Studie haben, finden Sie im Anhang die entsprechende Internetadresse zum Herunterladen.) Von den 400 befragten niedergelassenen Frauenärzten waren 80 Prozent der Ansicht, dass die Risiken einer Hormonbehandlung in den Wechseljahren überbewertet werden. Dass britische Forscher 20 000 zusätzliche Mammakarzinome in den vergangenen zehn Jahren auf die HET zurückführen, wird schlicht negiert. Auch halten 36,2 Prozent der Ärzte eine HET als Prävention von Herz-Kreislauferkrankungen nach wie vor für angebracht, obwohl die Studien genau das Gegenteil belegen.

Besonders erschreckend: 52,9 Prozent der befragen Ärzte sind der Überzeugung, dass dem Alterungsprozess der Frau mit Hormonen entgegengesteuert werden soll. Damit findet weiterhin eine Medikalisierung der Wechseljahre statt. Dass die Wechseljahre keine Krankheit sind und deshalb auch keine Hormone eingenommen werden müssen, ist offenbar noch nicht in alle gynäkologischen Praxen vorgedrungen. Es sind vor allem ältere Gynäkologen, die diese Ansicht vertreten und der Meinung sind, dass generell viel zu wenig Frauen Hormone erhalten. Man muss es wirklich als Skandal bezeichnen, dass es immer noch Ärzte gibt, die darauf beharren, dass die klimakterische Frau ein behandlungsbedürftiges Wesen ist.

Wie wenig substanziiert, ja wie gefährlich diese Einstellung ist, zeigen nicht nur Studien aus den USA, wo es seit den

Veröffentlichungen der Studienergebnisse der WHI zu deutlich weniger Hormonverschreibungen kam, und in deren Folge außerdem die Brustkrebsrate sank. Heute gibt es auch eindeutige Belege in Deutschland dafür. Daten aus deutschen Krebsregistern verdeutlichen, dass seit 2003 die Brustkrebsrate signifikant zurückgegangen ist, nachdem nicht mehr so viele Rezepte für Hormonpräparate ausgestellt werden. Diese Tatsache müsste ein sofortiges Umdenken bei allen Frauenärzten einleiten.

Es ist ein Skandal, dass immer noch Frauenärzte der Meinung sind, dass Frauen im Klimakterium behandlungsbedürftig sind.

Dass jedoch die Idee von der Hormontherapie als Jungbrunnen immer noch hartnäckig in den Köpfen der Gynäkologen herumgeistert, hat mehrere Gründe, wie die WIdo-Studie zeigte. Die Informationen, auf die sich die Gynäkologen stützen, kommen in der Hauptsache aus dem pharmazeutischen Umfeld. Fortbildungs- und Informationsveranstaltungen werden in großer Zahl von der Pharmaindustrie gesponsert. Dass von dieser Seite aus kein Interesse besteht, die Hormonersatztherapie zu verteufeln, versteht sich von selbst. Denn natürlich geht es hier nur um Geld. Zudem tun sich die selbsternannten Halbgötter in Weiß schwer damit, einen einmal eingeschlagenen Pfad zu verlassen. Heute einer Patientin zu sagen, man hätte sich bei den Hormonen seit Jahren auf einem Irrweg befunden, setzt Größe voraus, die dem Gros der Ärzte fehlt. Damit ver-

spielen sie allerdings das Vertrauen ihrer Patientinnen, denen ein ehrlicher Arzt lieber ist, als einer, der ihnen kritiklos und vor allem ohne Aufklärung über Gefahren Hormone verordnet, weil er das eben seit Jahr und Tag getan hat und das auch als ganz normal empfindet. Außerdem kommt erschwerend hinzu, dass es bei vielen Ärzten an der Bereitschaft zur unabhängigen Fortbildung mangelt und sie schon deshalb nicht immer auf dem neuesten Stand sind.
Dass Ärzte irren können, ist nichts Neues mehr und bringt auch die Patienten heutzutage nicht wirklich aus der Fassung. Wir wissen, dass die Medizin kein starres Konstrukt ist, sondern sich immer weiter entwickelt. Aus Forschungen werden Lehren gezogen, neue Erkenntnisse gewonnen, die oft nach Jahren revidiert werden müssen, weil es dann wiederum neue Erkenntnisse gibt. Wäre es anders, müssten wir heute noch gegen Pest und Cholera kämpfen.

Und wie nicht anders zu erwarten, gehen auch die Forschungen bezüglich der Hormonersatztherapie weiter. Derzeit laufen zwei neue Studien (KEEPS und ELITE) in Amerika zur HET, um die sogenannte Zeitpunkt-Hypothese zu überprüfen. Grundlage dieser Studien, die voraussichtlich bis 2010 dauern, ist die Überlegung, ob der Zeitpunkt, eine HET zu beginnen, entscheidend ist bezüglich Nutzen oder Schaden. Möglicherweise, so die Hypothese, könnte eine Hormonersatztherapie Frauen vor Gefäßerkrankungen schützen, wenn sie denn früh genug, nämlich unmittelbar nach der Menopause, mit der Einnahme der Hormone begännen. Bevor jedoch keine widerlegbaren Beweise vorliegen, die eindeutig für die Vergabe von Hormonen sprechen, ist die Frau als mündige Patientin gefragt. Seien Sie kritisch, hinterfragen Sie, wechseln Sie – wenn nötig – den Arzt. Sie sind Partnerin des Arztes, keine willenlose Rezeptempfängerin. Der Arzt hat die Pflicht, Sie über Risiken aufzuklären und Sie haben das Recht, diese Pflicht einzufordern.

Seien Sie eine kritische Patientin. Fordern Sie Aufklärung von Ihrem Arzt. Wenn Sie nicht zufrieden mit ihm sind, scheuen Sie sich nicht, zu wechseln.

Unter noch größeren Risiken bei der Hormoneinnahme als die gesunde Frau stehen Frauen, die bereits eine Krebserkrankung – gleich ob es sich um ein Mammakarzinom oder andere gynäkologische Tumore handelt – durchgemacht haben. Da schon gesunde Frauen aus guten Gründen keine Hormone nehmen sollten, gilt das für diese Patientinnengruppe in noch größerem Maße. Nutzen Sie zunächst all die Möglichkeiten, die ich Ihnen bereits aufgezeigt habe, um Ihren Lebensstil zu ändern: Alkohol und Kaffee meiden, ebenso wie Scharfes und heiße Mahlzeiten. Treiben Sie Sport, reduzieren Sie Ihr Gewicht, denn zu viel Fett erhöht die Östrogenproduktion und kann krebsfördernd sein. Bei den Phytoöstrogenen bitte vorsichtig sein. Sprechen Sie erst mit Ihrem Arzt darüber, ob durch Sojaprodukte unter Umständen ein Rezidiv ausgelöst werden könnte.

8 Körper und Seele auf Trab bringen

Nehmen Sie Ihre Wechseljahre sportlich. Und das meine ich jetzt wörtlich. Regelmäßige körperliche Aktivität ist gesund, lässt depressive Verstimmungen verschwinden, senkt das Risiko von Herzerkrankungen, senkt erhöhten Blutdruck, schüttet Glückshormone aus, lässt sogar Hirnzellen nachwachsen. Wussten Sie, dass trainierte Menschen ungefähr doppelt so viel Luft einatmen können wie untrainierte? Klar, dass auf diese Weise der Körper richtig gut mit Sauerstoff durchgepustet wird. Dadurch kann Ihr Herz effektiver arbeiten, es pumpt nämlich mehr Blut durch den Körper. So werden die einzelnen Organe besser durchblutet und mit mehr Sauerstoff versorgt, auch das Gehirn.

Regelmäßiges körperliches Training senkt Ihr Brustkrebsrisiko.

Sport scheint ebenfalls eine Bedeutung für die Krebsprävention zu haben, wenn auch noch der endgültige Beweis fehlt. Es gibt einige Untersuchungen, die darauf hindeuten, dass Frauen, die sportlich aktiv sind, seltener an Eierstock-, Dickdarm- und Gebärmutterkrebs erkranken. Auch das Brustkrebsrisiko lässt sich durch regelmäßigen Sport senken. So zeigt sich anhand diverser Studien, dass sich das Risiko eines Mammakarzinoms durch regelmäßiges Training auf rund die Hälfte reduzieren lässt. Eine halbe Stunde täglich stramm gehen (neudeutsch „Walking"), schwimmen oder Rad fahren reicht da schon aus. Wichtig ist allerdings die Regelmäßigkeit.

Ihr Immunsystem profitiert ebenfalls von körperlicher Bewegung, da es durch Sport stimuliert wird. Regelmäßiges Training aktiviert die T-Zellen (eine für die Immunabwehr wichtige Gruppe von Blutzellen) und B-Zellen (können als einzige Zellen Antikörper bilden) unseres Abwehrsystems. Auf diese Weise können Krankheitserreger besser erkannt und bekämpft werden. Hier hat sich zum Beispiel in Studien bestätigt, dass trainierte Menschen weniger unter Erkältungskrankheiten leiden als untrainierte. Im Zusammenhang mit Krebs kann Sport also eine wirkungsvolle Waffe sein. Ein starkes Immunsystem hat es im Kampf mit den bösartigen Zellen leichter. Trotz allem muss man einräumen, dass es keine Gewähr gibt, nicht an Krebs zu erkranken.
Insgesamt liegen ausreichend Gründe vor, den inneren Schweinehund zum Verstummen zu bringen und aktiv zu werden. Auch Ausreden wie „Ich habe mein ganzes Leben keinen Sport getrieben, jetzt ist es zu spät" zählen nicht, weil sie nicht zutreffen. Es ist nie für irgendetwas zu spät. Sogar 80-jährige Altenheimbewohner können durch ein Spezialtraining ihre Konstitution verbessern. Also runter vom Sofa und rauf auf das Fahrrad, rein in das Schwimmbecken, auf den Waldweg, das Parkett, oder was immer

Sie wollen. Hauptsache, Sie bewegen sich und das in Maßen, aber regelmäßig. Denn es geht nicht um Höchstleistungen, schließlich wollen Sie nicht in den Olympiakader. Sie sollen sich nicht bis zur Erschöpfung verausgaben oder sich gar Verletzungen zuziehen, was bei Überforderungen schnell der Fall ist. Es geht um eine kontinuierliche Betätigung, die Ihnen Spaß macht und Ihrem Körper gut tut.

Mäßiger Sport heißt im Klartext: Sie sollten rund 1 000 bis 2 000 Kalorien wöchentlich zusätzlich verbrauchen. Ein paar Beispiele zum Kalorienverbrauch bei einzelnen Sportarten: Rückenschwimmen kostet Sie in einer halben Stunde 96 Kalorien. Beim Kraulen verbrennen Sie schon mehr Kalorien, nämlich 120. Eine halbstündige Tanzeinlage schlägt mit 105 Kalorien zu Buche, beim Reiten sind es 168 Kalorien. Beim Gehen (3 km) verbrennen 87 oder 156 (6,5 km) Kalorien. Radfahren kostet 126 (9 km/h) oder 267 (21 km/h) Kalorien. Diese Werte gelten für ein Durchschnittsgewicht von 60 Kilo. Wer mehr wiegt, verbrennt in gleicher Zeit etwas mehr Kalorien. Auch bei der ungeliebten Hausarbeit werden Sie Kalorien los. Das Kochen können Sie mit etwa 90 Kalorien pro Stunde verbuchen, Bügeln verbraucht 80, beim Staub saugen, Fußboden wischen und Fenster putzen sind Sie 180 Kalorien los. Auch Gartenarbeit kostet Energie:

Pro Woche sollten Sie 1000 bis 2000 Kalorien zusätzlich verbrauchen, um fit zu werden, ohne sich zu überfordern.

180 Kalorien verbrennen Sie, wenn Sie den Rasen mähen, Unkraut jäten oder Bäume beschneiden.

Am gesündesten sind übrigens die Ausdauersportarten. Warum? Hier ist am meisten Muskulatur beteiligt, da die Aufrechterhaltung der Fortbewegung über einen längeren Zeitraum erforderlich ist. Deshalb werden in relativ kurzer Zeit gesundheitsfördernde Effekte erzielt. Überhaupt sind Ausdauersportarten ein äußerst positiver Quell für Körper und Geist: Spazierengehen, strammes Gehen, Bergwandern, Joggen, Langlauf, Radfahren, Schwimmen, Aquajogging, Rudern, Skilanglauf, Langlauf mit Schlittschuhen oder Inlineskating. Falls Sie jetzt Angst haben, ich würde Sie zu sportlichen Höchstleistungen anspornen: keine Sorge. Hier geht es um ein Ausdauertraining, das Ihrer Gesundheit und Fitness dient. Ausdauertraining im Spitzensport hieße ständige Steigerung der Dauerleistungsfähigkeit, um in Wettkämpfen bestehen zu können. Das wollen weder Sie noch ich.
Die Auswirkungen von Ausdauersportarten sind jedoch unbestritten: Sie wirken Herz-Kreislauferkrankungen entgegen, senken die Blutfette und schützen vor Arteriosklerose, Altersdiabetes, stärken – wie bereits gesagt – das Immunsystem, dämpfen das Zentralnervensystem, so dass Sie eine innere Ruhe und Ausgeglichenheit verspüren. Durch die vermehrte Durchblutung des Gehirns werden Aufmerksamkeit und die Leistung des Kurzzeitgedächtnisses gesteigert.

Anders funktioniert das Krafttraining, das viele von Ihnen sicherlich mit den folterähnlichen Kraftmaschinen in Verbindung bringen. Zwar sind die Geräte halb so schlimm, dennoch ist Bodybuilding nicht jederfraus Sache. Zum klassischen Krafttraining zählt das Bodybuilding. Kennzeichnend sind die Wiederholungen der einzelnen Übungen bis zu 50-mal und mehr. Das fördert Muskelmasse, Maximalkraft und Kraftausdauer. Der gesundheitliche Nutzen dieses Krafttrainings ist hoch, denn auf diese Weise wird die Wirbelsäule stabilisiert und gesichert. Nicht unwichtig, wenn man bedenkt, dass etwa drei Viertel der Bevölkerung an Rückenschmerzen leidet. Kräftige Muskeln gehen aber auch einher mit hoher Knochendichte. Insofern wird das Frakturrisiko gesenkt. Wer auf wackeligen Beinen steht, stürzt schneller. Das kann durch Krafttraining verhindert werden. Ebenso wie beim Ausdauertraining wird die Stimmung positiv beeinflusst, da reichlich Glückshormone namens Endorphine ausgeschüttet werden.

Außerdem gibt es noch die Spielsportarten, bei denen Beweglichkeit, Schnelligkeit und Koordination trainiert werden. Dazu zählen Federball, Boule, Fuß-, Korb-, Volley- und Handball, Squash, Tennis und Tischtennis. All diese Sportarten haben einen positiven Einfluss auf Ihre Knochendichte. Aus Untersuchungen geht hervor, dass Sportler im Allgemeinen die größte Knochendichte haben und somit immun gegen Osteoporose sind.

Für alle Sportarten, ob Krafttraining, Ausdauertraining oder Spielsport gilt unbestritten die positive Wirkung auf die Psyche. Zudem wird Ihre subjektive Lebensqualität gesteigert und Ihr Selbstbewusstsein wächst ebenso wie Ihre Selbstakzeptanz.

Es gibt also keinen Grund, keinen Sport zu treiben. Die Auswahl ist groß, Sie können auch Krafttraining mit Ausdauertraining kombinieren und einmal pro Woche zusätzlich Tennis spielen. Bevor Sie loslegen, wovon ich fest überzeugt bin, sollten gänzlich Untrainierte allerdings noch einen Check beim Arzt machen lassen, um zu prüfen, wie es um Ihre Cholesterin- und Blutdruckwerte steht. Gibt Ihr Arzt Ihnen grünes Licht, gibt es keine Ausrede mehr fürs Nichtstun. Viel Spaß.

Körperliche Aktivität hat unbestritten nicht nur einen positiven Effekt auf Ihren Körper, sondern auch auf Ihre Seele. Die Endorphine lösen Glücksgefühle aus.

Auf der einen Seite ist es der Sport, der Ihre Seele aufmuntert, auf der anderen Seite ist es wichtig, dass Sie sich regelmäßige Auszeiten nehmen, um Ihr seelisches Gleichgewicht wieder zu finden oder zu behalten. Gerade das Klimakterium ist eine Zeit voller Belastungen, privat wie beruflich. Die Eltern können krank und bettlägerig werden, sie sterben, die Kinder gehen aus dem Haus, Ihr Mann steht beruflich so unter Druck, dass er keine Zeit für Sie und Ihre Probleme hat, eventuell stehen Sie sogar vor einer Trennung, Sie selbst sind vielleicht beruflich auf das Abstellgleis geraten. Zweifellos sind Sie an einem Wendepunkt Ihres Lebens angekommen. Soll alles so weitergehen wie bisher? Oder will man etwas ändern? Aber was und wie soll das vonstatten gehen? All das sind Situationen, die an den Nerven zehren, die Kraft kosten und die müde und mürbe machen. Die Gefahr ist groß, den Überblick zu verlieren und aufgerieben zu werden von Sorgen, Forderungen und Verpflichtungen. Sie geraten unter Stress.

Stress, ein Phänomen mit zwei Gesichtern. Einerseits ist Stress – was übersetzt nichts anderes heißt als Druck – evolutionsbiologisch betrachtet überlebenswichtig, denn die Stresshormone steuern Kommunikationsprozesse im Körper. Die Hormone setzen in Krisenzeiten Energiereserven frei. Unsere Vorfahren reagierten in Gefahrensituationen blitzschnell entweder mit Flucht oder einem Kampf. Sie stellten sich in kürzester Zeit auf die Erfordernisse ihrer Umwelt, ihrer Umgebung ein. Ein positiver Stress, der das eigene Überleben und das der Sippe retten konnte. Wichtiges Kriterium hierbei: Nach kurzer Zeit wurde das Hormonsystem wieder heruntergefahren, der Körper kam zur Ruhe.

Die heutigen Erfordernisse unserer Umwelt haben sich grundlegend verändert und damit auch die Stressauslöser. Das Erbe der Evolution ist geblieben, nämlich der Stress. Anstelle von Herausforderung, Faustkampf und Flucht sind es heute Stress im Beruf, Sport und Privatleben, die uns zu schaffen machen. Damals wie heute werden dic Hormone Adrenalin, Noradrenalin und Dopamin freigesetzt, die wiederum dafür sorgen, dass Cortisol ausgeschüttet wird. Im Unterschied zu unseren Vorfahren wird das Hormonsystem jedoch nicht wieder heruntergefahren, und hier beginnt der negative Stress, der Dauerstress, der uns krank macht. Denn die fortlaufende Hormonkaskade, die den Körper überrollt, bleibt nicht ohne Folgen: Bluthochdruck, Herzinfarkt, Krebs, Depressionen, Rückenschmerzen, Schwächung des Immunsystems. Stress gilt auch als Mitverursacher von chronischen Krankheiten wie Diabetes. Stress raubt uns die Seelenruhe und macht den Körper krank.

Das Problem des modernen Menschen ist, dass er dem Stress nicht mehr entgehen kann. Die Welt erfährt eine rasante Entwicklung und damit steigt die Angst, nicht mehr mithalten zu können, Existenzängste machen sich breit. Die Quelle, woraus früher Ruhe und Kraft geschöpft wurde – Familie und Partnerschaft – trocknet immer mehr aus.

Wir können dem Stress heute kaum noch entgehen. Deshalb müssen wir für einen Ausgleich sorgen, damit er uns nicht krank macht.

Deshalb sind jetzt zwei Dinge wichtig, damit der Stress Sie nicht auf Dauer krank macht:

1. Erkennen und Bewusstmachen der eigenen Stresssituation.
2. Den Stress bekämpfen.

Natürlich reagiert jeder Mensch anders auf Stress. Doch es gibt gewisse klassische Signale des Körpers, die darauf hindeuten, dass bei Ihnen etwas im Argen liegt. Beispielsweise morgendliche Müdigkeit, obwohl Sie eigentlich ausreichend geschlafen haben, hoher Blutdruck/Puls, ständige hohe Muskelanspannung, Muskelschmerzen, Migräneattacken, rasche Atmung, geschwächte Abwehrkräfte (häufige Erkältungen), nachlassendes sexuelles Interesse, Verdauungsbeschwerden, Appetitmangel. Ihre Psyche kann mit Angst, Wut und Enttäuschung reagieren. Sätze wie „Immer muss ich alles machen", „Alle wollen was von mir", „Jeder zerrt an mir herum", „Das schaffe ich nie" sind Alarmsignale. Auch Ihr Verhalten ändert sich. Sie wirken verkrampft, hastig, sind anderen gegenüber gereizt und lassen sich zu Handlungen hinreißen, die weiteren Stress verursachen. Sie verzichten auf Pausen, essen nebenbei, anstatt sich auf die Mahlzeiten zu konzentrieren, verlieren die Übersicht, rauchen vermehrt, greifen zu Alkohol.

Spätestens jetzt kommt die Zeit des Handelns. Tun Sie etwas, bevor Stresssymptome im Burn-out-Syndrom enden. Eines der effektivsten Mittel gegen Stress ist – wieder einmal – der Sport. Wie Sie vorhin schon gelesen haben, bringt leichte körperliche Aktivität Ihre Seele wieder zum Klingen. Eine halbe Stunde langsames Joggen, schnelles Gehen, Radfahren oder Schwimmen reicht meist aus, um die Stresshormone abzubauen. Verboten ist Überforderung. Keine sportlichen Höchstleistungen. Hier geht es nur um den Ausgleich Ihrer Hormone. Beim Laufen gilt die Grundregel: Noch genügend Puste haben, um sich unterhalten zu können.

Balsam für Ihre Seele ist jede Art von Entspannungstherapie, weil dadurch das vegetative Nervensystem, das Verbindungsglied zwischen Ihrem Körper und Ihrer Psyche, reguliert wird. Ihre Lieblingsmusik kann beispielsweise bei Ihnen regelrechte Endorphinausschüttungen verursachen, was Ihnen wunderbare Glücksgefühle beschert. Auch meditative Klänge lassen den Stress abebben.

Besonders geeignet zur Entspannung sind Yoga, Qigong, Tai Chi und Meditation. Diese asiatischen Übungssysteme lehren vor allem das richtige Atmen, das gerade bei Stressgeplagten völlig falsch verläuft, nämlich flach und hektisch. Dadurch verkrampfen sich die Muskeln und der Körper erhält nicht genügend Sauerstoff. Diese fernöstlichen Trainingsprogramme streben innere Harmonie an, Ausgeglichenheit, Gelassenheit, das Einssein mit sich selbst. Mit dem aus Indien stammenden Yoga, einer philosophischen Lehre, die geistige und körperliche Übungen umfasst, wird insbesondere Ihre Rumpfmuskulatur gekräftigt, was zu einer besseren Balance und Beweglichkeit führt. Durch die durchweg praktizierte aufrechte Körperhaltung erreichen Sie eine Schonung Ihrer Bandscheiben.
Tai Chi ist eine alte chinesische Bewegungslehre („Tai Chi“ bedeutet innere Kampfkunst), die einen stark meditativen Charakter hat. Ihr Geist beruhigt sich, Stress wird abgebaut, die Selbstheilungskräfte werden gestärkt, Blockaden gelöst, Beweglichkeit von Wirbelsäule und Gelenken erhöht.

Beim Qigong, einer chinesischen Meditations-, Konzentrations- und Bewegungsform, finden gestresste Menschen durch langsame, fließende Bewegungen zu ihrer inneren Ruhe zurück. Die Atmung wird tief und gleichmäßig. Der Körper kommt in einen Ruhezustand, ohne jedoch zu erschlaffen.

Bei der reinen Meditation – was nichts anderes bedeutet als nachdenken – geht es vor allem um das Erreichen der inneren Ruhe, gepaart mit geistiger Klarheit. Basierend auf Ihrer Vorstellungskraft können Sie Ihre Batterie wieder aufladen. Wenn Sie sich für eine dieser Methoden interessieren gibt es mehrere Möglichkeiten, sie zu erlernen: Entweder in Kursen, mittels DVD/Video oder durch Bücher.

Asiatische Entspannungstechniken wie Yoga, Qigong, Tai Chi und Meditation sind sehr gut geeignet, um Stress abzubauen.

Eine weitere bewährte Methode, mit Stress umzugehen, ist die Progressive Muskelentspannung nach Jacobson. Wie ich schon geschrieben habe, sind Menschen, die unter Stress stehen, ständig einer hohen Muskelanspannung ausgesetzt. Das Ziel dieser Methode ist es, eine tiefe Entspannung der gesamten Muskulatur zu erreichen. Einzelne Muskelgruppen werden gezielt angespannt, einige Sekunden gehalten, dann bewusst losgelassen. Auf diese Weise lernen Sie, die unterschiedlichen Zustände Ihrer Muskelpartien wahrzunehmen.

Die Jacobson-Methode ist relativ leicht erlernbar, das sollte aber unter fachkundiger Anleitung geschehen. Wenn Sie das Prinzip verinnerlicht haben, können Sie jederzeit zu Hause üben, was Sie dann auch täglich tun sollten.

Eine weitere Möglichkeit, Stress abzubauen, bietet die Feldenkrais-Methode. Stress führt zu Verspannungen und Anspannungen, in deren Folge es zu Fehlhaltungen und Schmerzen kommt. Moshe Feldenkrais, Gründer und Namensgeber dieser Methode, wollte vor allem das Körperbewusstsein schulen. Schon minimalste Verschiebungen in Ihrer Haltung verändern den gesamten Bewegungsablauf. Bei dieser Methode handelt es sich weniger um eine Therapie als um ein pädagogisches System zur Selbsthilfe, nach dem Grundsatz: Gesundheit ist erlernbar. Im Mittelpunkt stehen Bewegungsmuster, die jeder Mensch aus seinem Alltag mit sich bringt. Wie Sie sitzen, stehen, gehen, wie Sie Ihre Schultern halten, Ihren Kopf, all das prägt Ihr Gesamtbild. Aber viele von uns – ich nicht ausgenommen – haben sich im Laufe der Jahre eine Fehlhaltung angewöhnt, die wir überhaupt nicht realisieren. Feldenkrais-Lehrer machen darauf aufmerksam, zeigen Alternativen auf, und plötzlich entsteht ein neues Bewegungsbild, mit dem man sich wohl fühlt. Freier, leichter. Druck, den man als solchen gar nicht wahrgenommen hat, weil er ein Lebensbestandteil war, verschwindet. Diese manchmal wirklich minimalen Veränderungen führen zu einem neuen

Körperbewusstsein und zu einer Entspannung, die auch den Stress abflauen lässt. Es gibt eingefleischte Feldenkraisianer, die sagen, sie seien durch diese Methode wie neugeboren, zumal durch diese andere Beweglichkeit des Körpers auch der Geist an Frische gewinnt. Das Prinzip ist allerdings nur unter fachkundiger Anleitung zu erlernen.

Vielleicht Sind Sie ein kreativer Mensch. Wenn ja, ist auch das eine sehr gute Möglichkeit, um Stress abzubauen. Egal ob Sie Bücherregale zimmern, Ölbilder malen, Tagebuch schreiben, Vasen töpfern, basteln, stricken, häkeln, nähen, sich mit Origami oder Ikebana befassen: All das dient dazu, eine innere Anspannung loszuwerden, Ihren Hormonhaushalt wieder herunterzufahren.
Soziale ehrenamtliche Tätigkeiten können Ihnen bei der Stressbewältigung ebenfalls helfen. Der Einsatz für andere führt zu Zufriedenheit, Ruhe und Ausgeglichenheit. Für viele Frauen ist ein solches Engagement meist nur möglich, wenn sie nicht beruflich oder privat stark eingespannt sind. Denn sonst finden sie kaum Zeit, sich außerhalb noch zu engagieren. Es sei denn, Sie wollen am Wochenende aktiv werden. Möglichkeiten finden sich genügend, denn Hilfe wird immer gebraucht. Beispielsweise in Senioren- oder Tierheimen, Hospizen, in der Jugendarbeit, in Begegnungsstätten aller Art, beim Weißen Ring oder in der Telefonseelsorge. Wenn Sie sich dafür interessieren, finden Sie im Anhang entsprechende Internetadressen.

9 Lust und Liebe neu erleben

Kennen Sie den Film „Was das Herz begehrt" mit Diane Keaton und Jack Nicholson? Zugegeben, eine typisch amerikanische Geschichte. Aber wenn sich die Gelegenheit ergibt, sollten Sie ihn sich anschauen. Warum? Weil es dort um Erica (Diane Keaton) geht, eine Frau in den besten Jahren, die den charmanten, schon in die Jahre gekommenen Junggesellen Harry (Jack Nicholson) mächtig ins Grübeln bringt. Der hatte bis dato grundsätzlich nur für Frauen unter 30 Jahre einen Blick übrig. Natürlich kommen sich die beiden näher. So nahe, dass er gerade noch fragen kann, ob sie denn verhüten würde. Sie strahlt ihn an und sagt „Menopause".

Das ist einer der vielen Gründen, warum Frauen nach der Menopause eigentlich ein ganz unkompliziertes und erfülltes Sexleben führten könnten. Sie müssen keinen Gedanken mehr an die Verhütung verschwenden. Was für eine Erleichterung. Trotzdem sieht die Realität ein wenig anders aus. Umfragen bestätigten zwar, dass mehr als ein Drittel der Frauen zwischen 55 und 80 Jahren Interesse an Sex hat. Doch eine große Zahl der Frauen gibt auch zu, keine Lust zum Sex zu haben. Woran liegt das? Das Klimakterium ist eine Zeit der Veränderung, des Wechsels, des Wandels. Vieles ist nicht mehr so wie es war, es finden Verschiebungen und Veränderungen statt. Dinge, die einmal wichtig waren, verlieren ihre Bedeutung, andere hingegen gewinnen an Gewicht. Verluste müssen verkraftet und akzeptiert werden. In solch einer Zeit des Umbruchs ist es durchaus normal, dass manchmal bei Frauen vorübergehend die Lust an der Lust schwindet. Das hat aber nichts mit den Hormonen zu tun, sondern mit der gesamten Lebenssituation, wie inzwischen mehrere Untersuchungen bestätigt haben. Ist die Situation geklärt, kann sich frau auch wieder auf ihre Sexualität konzentrieren und wird von abflauender Lust nichts bemerken. Wer schon vor den Wechseljahren sexuell aktiv war, wird es auch danach sein. Allerdings macht sich bei vielen Frauen eine zunehmende Scheidentrockenheit durch den abnehmenden Östrogenhaushalt bemerkbar. Das beste Mittel dagegen ist sexuelle Aktivität. Damit schaffen Sie die ideale Voraussetzung für eine gut durchfeuchtete und durchblutete Vagina.

Scheidentrockenheit ist kein Grund zum Verzweifeln. Es gibt genügend Mittel dagegen, und dann macht der Sex auch wieder Spaß.

Für die Sexualität gilt, wie in so vielen Bereich auch, wer rastet der rostet. Schlafen Sie mit Ihrem Partner so oft Sie wollen. Masturbieren Sie nach Herzenslust, wenn Sie keinen Partner haben.

Was tun, wenn Sie schon im Teufelskreis stecken: Trockene Vagina, Schmerzen, keine Lust mehr auf Sex? Vor allem nicht verzweifeln. Der Teufelskreis ist leicht durchbrochen. Nehmen Sie sich vor allem viel Zeit für das Vorspiel, dann stellt sich häufig schon die richtige Durchfeuchtung ein. Wenn nicht, und damit Sie die Schmerzen verhindern, holen Sie sich entsprechende Gleitmittel aus der Apotheke. Verzichten Sie übrigens auf Gleitmittel auf einer Mineralölbasis, weil das die Stabilität des Kondoms angreifen kann, so dass Sie Gefahr laufen, sich mit einer sexuell übertragbaren Krankheit anzustecken. Womit wir auch bei der Frage der Verhütung wären. Natürlich müssen Frauen nach der Menopause nicht mehr verhüten. Wer in einer stabilen Partnerschaft lebt, kann auch auf Kondome verzichten. Diese werden allerdings wichtig bei allein lebenden Frauen, oder bei Frauen, deren Partner außereheliche Beziehungen pflegen. Auch Frauen, die einen neuen Lebensgefährten gefunden haben oder häufiger wechselnde Beziehungen eingehen, sollten nicht ohne Kondome mit dem Partner schlafen und sich regelmäßig auf AIDS untersuchen lassen.

Neben den Gleitmitteln aus der Apotheke gibt es auch die Möglichkeit, sich eine östrogenhaltige Creme vom Arzt verschreiben zu lassen. Da dieses Östrogen lokal angewendet wird, hat es nicht die gravierenden Nebenwirkungen von oral eingenommenen Östrogenen. Die Konzentration im Blut ist um etwa 25 Prozent niedriger als bei oraler Einnahme derselben Dosis. Das Präparat, das Ihnen der Arzt verschreibt, sollte maximal einen Östrogengehalt von

0,1 mg (pro Anwendung) haben, das ist absolut ausreichend. Alles darüber hinaus ist unsinnig und kann karzinogen wirken. Zu Beginn streichen Sie drei bis vier Wochen lang täglich eine kleine Menge der Östrogencreme in die Vagina. Danach genügt eine, höchstens zwei Anwendungen pro Woche. Benutzen Sie die Östrogencreme keinesfalls als Gleitmittel.

Falls Ihnen das mit der Creme zu umständlich ist, können Sie sich auch einen Vaginalring, einen sogenannten Estring einsetzen lassen. Dieser aus weichem Silikon bestehende Ring gibt drei Monate lang konstant eine sehr geringe Menge des Östrogens Estradiol ab. Da Östrogene das Wachstum von Harnröhren- und Schleimhaut anregen, lassen sich auf diese Weise nicht nur trockene Schleimhäute behandeln, sondern es werden auch Probleme beim Wasserlassen und ein eventuell bestehender Harndrang gemildert. Innerhalb von zwei Wochen sollten Ihre Beschwerden deutlich nachlassen. Der Ring bleibt drei Monate lang in der Vagina und wird dann durch einen neuen ersetzt. Wenn Sie sich für diese Methode entscheiden, bedenken Sie aber bitte, dass es sich hier um eine Hormonbehandlung handelt, auch wenn nur geringe Östrogenmengen vom Körper aufgenommen werden. Deshalb sind regelmäßige ärztliche Untersuchungen erforderlich. Frauen, die bereits an einer hormonabhängigen Krebserkrankung leiden, dürfen diesen Ring nicht anwenden.

Auch alternativen Methoden sind wirksam bei Scheidentrockenheit, beispielsweise Milchsäurestäbchen, also Bakterien zum Aufbau der Schleimhaut. Diese Milchsäurestäbchen sind im Joghurt vorhanden. Tränken Sie einen Tampon damit (natürlich naturreinen Joghurt, ohne irgendwelche Zusätze verwenden) und führen Sie ihn in die Scheide ein.

Aus der Kräuterküche kommen zwei Kräuter, die gegen vaginale Trockenheit helfen: Dong Quai und Herzgespann. Das chinesische Kraut wird erfolgreich gegen Hitzewallungen eingesetzt, wie Sie aus dem entsprechenden Kapitel bereits wissen. Trinken Sie Dong Quai entweder als Tee (drei- bis fünfmal täglich) oder nehmen Sie von einer Tinktur drei- bis fünfmal täglich je 15 Tropfen. Herzgespann ist eigentlich ein Kraut, wie der Name schon sagt, das auf das Herz- und Kreislaufsystem wirkt und schon im Mittelalter auch dafür eingesetzt wurde. Erst in jüngerer Zeit entdeckte man die positive Wirkung bei Wechseljahrsproblemen. Nehmen Sie für eine Tasse Tee einen gehäuften Teelöffel des getrockneten Krautes, mit einer Tasse kochendem Wasser übergießen und nach zehn Minuten abseihen. Trinken Sie kurmäßig vier Wochen lang täglich zwei Tassen.

Von den Schüßlersalzen empfiehlt sich die Nr. 8 Natrium Chloratum D12. Lutschen Sie drei- bis fünfmal täglich eine Tablette. Die beiden homöopathischen Mittel Bryonia und

Lycopodium wirken ebenfalls auf die Schleimhäute, jeweils in der Potenz D6. Nehmen Sie dreimal täglich entweder 20 Tropfen, 10 Globuli, eine Tablette oder eine Messerspitze Pulver.

Sexualität ist keine Frage des Alters, und wissenschaftliche Untersuchungen belegen längst, dass junge, ältere und alte Menschen nahezu gleiche sexuelle Wünsche haben. Das Alter bringt allerdings eine Gelassenheit mit sich, die der Jugend zwangsläufig fehlt. Jetzt geht es nicht mehr um Höchstleistungen. Nicht die Zahl der Orgasmen zählt, sondern das zärtliche Zusammengehörigkeitsgefühl, die Geborgenheit und das Vertrauen, das man in der Gegenwart des anderen empfindet, sowie das Wissen füreinander da zu sein, sind im Alter von größerer Bedeutung als sexuelle Rekorde. Zumal eines nicht übersehen werden darf: Auch Ihr Partner wird älter. Es kann zu Erektionsstörungen kommen, was natürlich seine Lust mindert. Dadurch kann auch er rasch in einen Teufelskreis von Lustlosigkeit geraten. Hier ist Offenheit zwischen den Partnern gefordert. Nur so können Missverständnisse verhindert werden.

Sexualität ist keine Frage des Alters. Lust und Begehren bleiben bis ins hohe Alter erhalten.

||| Wichtig zu wissen!

Wenn Sie noch ein paar wissenschaftlich gut belegte Gründe benötigen, warum Sex gesund ist, bitte sehr:

- Das Immunsystem wird gesteigert,
- die körperliche Leistungskraft wird erhöht,
- Verspannungsschmerzen lösen sich,
- Sex hält jung, weil die Haut besser durchblutet und dadurch straffer wirkt,
- er macht glücklich und steigert das Selbstwertgefühl und
- die geistigen Fähigkeiten verbessern sich, weil das Gehirn angeregt wird.

10 Damit Sie sich wohl fühlen

Es gibt Tage, an denen es frau eigentlich nicht wirklich schlecht geht. Aber auch nicht so richtig gut. Man fühlt sich in einer Zwitterstimmung, ist weder Fisch noch Fleisch. Das sind genau die Tage, an denen Sie etwas für sich ganz persönlich tun sollten. Behalten Sie immer im Auge, dass die Wechseljahre eine Zeit ist, in der es um Sie und Ihre Belange geht. Eine Zeit, in der Sie ruhig egoistisch sein dürfen. Meistens bedarf es gar keines großen Aufwandes. Sie müssen es nur umsetzen.

Zelebrieren Sie zwischendurch immer wieder mal ein Bad mit allem, was dazu gehört: Kerzen, meditative Musik, ein wohltuender Zusatz im Badewasser mit Rosen, Geranien, Kamille oder Baldrian. Ganz wonach Ihnen der Sinn steht. 20 Minuten bei 38 bis 40 Grad Wassertemperatur entspannen, abtrocknen und am besten gleich ins Bett kuscheln. Sorgen Sie dafür, dass Sie während des Bades nicht gestört werden. Kein Telefon, keine Türglocke, keine Familie!
Kennen Sie Lichtbäder? Suchen Sie sich einen Heilpraktiker, der so ein Bestrahlungsgerät besitzt. Gelb und Orange sind die Farben des Klimakteriums. Sie aktivieren die Drüsenfunktion und wirken sich positiv auf den Hormonhaushalt aus.

Zum Thema Kleidung: Versuchen Sie nicht, sich in Hosen oder Jacken zu zwängen, die Sie vor zehn Jahren getragen haben. Auch nicht aus Nostalgie. Das frustriert Sie nämlich, weil Sie nicht mehr hineinpassen. Misten Sie lieber Ihren Kleiderschrank aus und geben Sie die alten Klamotten weg. Überhaupt sollten Sie sich nicht mit Ihrer Kleidung einengen. Wählen Sie bequeme, lockere Schnitte aus angenehmen Stoffen wie Leinen, Seide, Baumwolle. Beweisen Sie Mut zur Farbe. Wenn Sie trister Stimmung sind, kleiden Sie sich hell und fröhlich.

Gönnen Sie sich öfter mal ein Wochenende nur für sich selbst. Keine Freunde, keine Verwandte, keine Nachbarn, niemanden. Nur Sie mit sich allein. Ob Sie spazieren gehen, lesen, einen Film anschauen, Tagebuch schreiben, malen, ausgiebige Körperpflege betreiben, auf dem Sofa dösen, alte Fotoalben durchforsten – egal, was Sie tun, Hauptsache es macht Ihnen Freude, Sie sind eins mit sich und gehen aus diesem Wochenende entspannt und mit viel innerer Ruhe wieder heraus.

Vergessen Sie über dem verständlichen Wunsch nach Alleinsein aber nicht die Geselligkeit. Denn das Zusammensein mit anderen, der Austausch von Gedanken oder gemeinsame Aktivitäten machen ausgeglichen. Es gibt mehrere psychologische Studien, die bestätigen, dass eine gute Partnerschaft, ein freundschaftliches Verhältnis zu

Bekannten, Freunden und guten Verwandten zufrieden macht. Diese Beziehungen sind die Basis für Verlässlichkeit und Verbundenheit, auf die in Notzeiten zurückgegriffen wird. Ein Umstand, der mit zunehmendem Alter an Bedeutung gewinnt. Menschen, denen diese Basis fehlt, fühlen sich oft verlassen und einsam, sie entwickeln Ängste und Depressionen. Das wiederum beeinträchtigt die körperliche Gesundheit und beschleunigt den Alterungsprozess. Die Vereinsamung gilt als eine der größten Gefahren des Älterwerdens. Pflegen Sie also rechtzeitig Freundschaften und schieben Sie Anrufe, Briefe, Besuche und Einladungen nicht auf die lange Bank. Was aber nun nicht heißt, dass Sie sich mit „Kreti und Pleti" oder „Hinz und Kunz" abgeben müssen. Der Vorzug des Älterwerdens ist es nun mal, dass Sie selektieren können. Sie sollten sich nur mit Menschen umgeben, die Ihnen und denen Sie wirklich etwas bedeuten. Alles andere wäre vertane Zeit. Nicht die Quantität der Freunde zählt, sondern die Qualität.

11 Zum Schluss

Den Weg durch die Wechseljahre kann Ihnen niemand abnehmen, Sie müssen ihn alleine gehen. Wie leicht oder schwer dieser Weg wird, liegt an Ihnen. Versuchen Sie, es sich leicht zu machen. Legen Sie sich vor allem keine Steine in den Weg. Genießen Sie diese neue Freiheit, die sich vor Ihnen auftut. Profitieren Sie von Ihrer Lebenserfahrung, die Sie in über einem halben Jahrhundert gesammelt haben. Niemand hat mehr das Recht, Ihnen zu sagen, wo es lang geht. Denn niemand weiß das jetzt besser als Sie selbst.

Für Sie beginnt ein Zeitabschnitt, in dem sich die Chance eröffnet, Ihre Persönlichkeit weiterzuentwickeln. Nutzen Sie diese Chance. Denn eines dürfen Sie nicht vergessen: Mit etwas Glück (und ein wenig Mithilfe Ihrerseits) liegen noch rund 30 Jahre, wenn nicht gar mehr, vor Ihnen. Diese Zeit gilt es, auszukosten. Weinen Sie Ihrer Jugend keine Träne hinterher. Sie war schön, aber sie ist eben nur eine Phase gewesen.

Behalten Sie Ihren Humor und leben Sie im Hier und Jetzt. Tun Sie das voller Elan, voller Überzeugung und vor allem voller Liebe zu sich selbst.

Viel Erfolg auf diesem Weg!

Literatur

Susan Love: Das Hormonbuch. Fischer Verlag, Frankfurt 1999.

Eva Tenzner: Älter werden wir jetzt. Krüger Verlag, Frankfurt 2005.

Bernt Hoffmann: Handbuch Autogenes Training. dtv, München 2000.

Monika Helmke Hausen: Lebensquell Schüßlersalze. Randomhouse, München 2003.

Michael Helfferich: Großes Handbuch Homöopathie. Knaur, München 2002.

Daniel Reid: Handbuch der chinesischen Heilkräuter. Knaur, München 1998.

Harriet Beinfield, Efrem Korngold: Traditionelle Chinesische Medizin. dtv, München 2005.

Dinah Rodrigues: Hormon-Yoga. Schirner Verlag, Darmstadt 2005.

Nützliche Internet-Adressen

www.akf-info.de (Arbeitskreis Frauengesundheit)

www.frauengesundheitszentren.de (Dachverband der Frauengesundheitszentren)

www.wido.de/litdbsuche.html (Wissenschaftliches Institut der AOK, aktuelle Studie: Wechseljahre in der Hormontherapie)

www.izfg.de (Internationales Zentrum für FrauenGesundheit)

www.bvl.bund.de (Bundesamt für Verbraucherschutz und Lebensmittelsicherheit)

www.bfr.bund.de (Bundesinstitut für Risikobewertung)

www.bfarm.de (Bundesinstitut für Arzneimittel und Medizinprodukte)

www.bmg.bund.de (Bundesministerium für Gesundheit)

www.bmj.com/cgi/content/short/335/7633/1288 (British Medical Journal. Medical myths, Rachel C Vreeman, Aaron E Carroll)

www.jama.ama-assn.org/cgi/content/short/299/9/1036

www.heilpflanzen-katalog.de und www.heilkraeuter.de (Heilkräuter und -pflanzen)

www.lutherhaus-essen.de/osteo/leitlinien-dvo/index.php (Dachverband Deutschsprachiger Wissenschaftlicher Gesellschaften für Osteologie)

www.dinahrodrigues.com.br/yoga/al_menopausa.htm und www.hormon-yoga.eu (Hormonyoga)

www.ehrenamtsportal.de (Das deutsche Ehrenamtsportal)

www.ehrenamtlich.de (Ich will helfen)